RECHERCHES ET OBSERVATIONS CLINIQUES

SUR

LA NATURE ET LE TRAITEMENT

DES

FIÈVRES GRAVES

(TYPHOÏDES - ATAXIQUES - MALIGNES, etc.),

PAR

Le Dʳ Francis DEVAY,

MÉDECIN-SUPPLÉANT DE L'HÔTEL-DIEU DE LYON,

Vice-président de l'Institut Catholique de la même ville, secrétaire de la Société
médicale d'Émulation,
Membre de la Société de Médecine-Pratique de Montpellier.

PARIS,
GERMER BAILLIÈRE, LIBRAIRE,
Rue de l'École de Médecine, 13 *bis.*

LYON,
CH. SAVY JEUNE, LIBRAIRE-ÉDITEUR,
Quai des Célestins, 48.

1844.

RECHERCHES ET OBSERVATIONS CLINIQUES

sur

LA NATURE ET LE TRAITEMENT

DES FIÈVRES GRAVES.

LA CROIX-ROUSSE (LYON). — IMPRIMERIE DE TH. LÉPAGNEZ.

RECHERCHES ET OBSERVATIONS CLINIQUES

SUR

LA NATURE ET LE TRAITEMENT

DES

FIÈVRES GRAVES

(TYPHOIDES-ATAXIQUES-MALIGNES, etc.),

PAR

Le Dr Francis DEVAY,

MÉDECIN-SUPPLÉANT DE L'HÔTEL-DIEU DE LYON,

Vice-président de l'Institut Catholique de la même ville, secrétaire de la Société
médicale d'Émulation,
Membre de la Société de Médecine-Pratique de Montpellier.

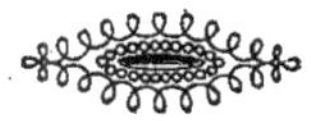

PARIS,

GERMER BAILLIÈRE, LIBRAIRE,
Rue de l'École de Médecine, 13 *bis.*

LYON,

CH. SAVY JEUNE, LIBRAIRE-ÉDITEUR,
Quai des Célestins, 48.

———

1844.

RECHERCHES ET OBSERVATIONS CLINIQUES

SUR LA

MALIGNITÉ DANS LES MALADIES FÉBRILES

ET PARTICULIÈREMENT

DANS LES FIÈVRES CONTINUES,

Suivies de

CONSIDÉRATIONS PRATIQUES SUR L'EMPLOI DES PRÉPARATIONS MUSQUÉES
DANS CES MÊMES MALADIES ;

PAR

LE Dr FRANCIS DEVAY,

Médecin suppléant de l'Hôtel-Dieu de Lyon, secrétaire de la Société
médicale d'Émulation de la même ville.

« Il est aussi nécessaire de connaître les forces du corps que
la nature de ses affections, afin de s'assurer de celles qui l'em-
portent; et s'il survient quelque chose de divin dans les maladies,
τι θειόν, il faut en étudier à fond la providence : en agissant
ainsi, un médecin devient véritablement habile dans son art, et
acquiert une réputation véritablement méritée. »

(HIPPOCRATE. — FOESIUS. Sect. 2, ff. 3.)

A. CONSIDÉRATONS GÉNÉRALES.

Lorsque l'observation clinique vous a mis à portée
de vérifier l'importance des paroles qui précèdent, on
peut répéter ce que disait Baglivi des dogmes hippocratiques en général : ce sont là de ces vérités éternelles

1

que respectera le temps vorace et destructeur, parce qu'elles sont plutôt l'oracle de la nature que les paroles d'un homme qui n'aura peut-être jamais d'égal dans les âges futurs, comme il n'en eut point dans les siècles passés. Les progrès ultérieurs de la science médicale ne prévaudront jamais contre ces mêmes vérités ; à plus forte raison les systèmes étroits d'hommes intéressés à soutenir d'étranges paradoxes médicaux, à mettre en relief, pour leur propre compte, quelques idées bizarres outrageant les traditions antiques et le bon sens des modernes. Pénétré de cette pensée de Pinel, que, pour avancer dans la médecine clinique, il faut avoir soin de faire marcher de front les recherches sur l'économie animale, d'après les expériences des médecins modernes, avec une étude approfondie de la médecine hippocratique, j'ai profité de mon initiation à la pratique d'un grand hôpital pour entreprendre des études spéciales sur certains états généraux qui compliquent les maladies fébriles et que j'ai considérés comme des ÉLÉMENTS, c'est-à-dire comme des sujets particuliers d'indication thérapeutique. La malignité est de ce nombre ; c'est par elle que je commence cette série d'études qui me conduiront à traiter également de l'*adynamie*, de la *putridité*, etc.

Pour éviter toute méprise, l'acception de *maladie maligne* ne devrait se rapporter qu'à des affections marquées par la soudaineté de l'invasion, la rapidité de la marche et le danger plus ou moins probable de leur terminaison. Ainsi, on devrait proscrire la dénomination d'*ulcère malin* appliquée aux ulcères chancreux ; la diathèse cancéreuse n'est point en effet une maladie *maligne*, mais bien une maladie mortelle, choses essen-

tiellement différentes. Quant aux maladies charbonneuses, la dénomination de *pustule maligne*, par laquelle
on désigne une des plus redoutables d'entre elles, demeure parfaitement juste ; car ici on retrouve les trois
grands caractères de la malignité ; savoir : 1° la perturbation des phénomènes vitaux sans aucun rapport
avec la lésion qui lui a donné naissance ; 2° l'incohérence des symptômes ; 3° l'issue rapide et funeste. Ainsi,
l'idée de malignité emporte toujours avec soi l'idée de
réaction ; mais cette réaction, au lieu d'être franche et
bien ordonnée, comme dans les maladies dont le cours
est simple et s'opère sans entraves, dénote elle-même
un danger imminent : les lois conservatrices de la nature
sont viciées, leurs efforts semblent dirigés contre la
restauration de l'économie ; elles représentent exactement l'idée que Van Helmont, dans son langage mystique, a voulu exprimer en parlant de l'*Archeus furens*.
Il y a, en effet, dans ces deux mots une belle pensée
et qui dépeint merveilleusement le fait culminant, l'essence même de la malignité. Celle-ci repose sur l'incohérence, *la folie* des lois vitales, si l'on peut s'exprimer
ainsi, comme l'aliénation mentale (la folie proprement
dite) repose sur la viciation des lois de l'intelligence.
Tout ceci, comme nous allons le voir, est susceptible
d'une démonstration au point de vue clinique. Le terme
malignité soulevait, il y a quelques années, bien des
répulsions même chez les meilleurs esprits dans un
temps où la médecine théorique avait la prétention de
réduire la variété de tous les actes morbides en une
seule manière d'être. Dans un temps où tout ce qui
sentait l'observation élevée, large, indépendante, était
couvert d'un souverain mépris, il était logique de frap-

per de réprobation une dénomination qui exprime un
fait purement du domaine de la vitalité. Mais nous de-
vons convenir que si les vrais praticiens rejetaient le
mot, ils ne rejetaient pas la *chose*. Leur bon sens clinique prévalait sur leurs vues systématiques, puisqu'ils ne
cessaient point d'user des ressources de la médication
névrosthénique dans les cas où un danger pressant,
révélé par certains signes particuliers, tenait leur pers-
picacité en éveil. Cependant cette manière de procéder
a eu l'inconvénient grave de mettre en suspicion une
chose bonne en soi, d'empêcher ses conséquences
fécondes de découler sur l'enseignement clinique.
Pendant vingt ans un professeur se serait cru déshonoré
dans l'esprit de ses élèves s'il eût laissé échapper par
hasard dans sa leçon le mot *malignité ;* son auditoire
eût accueilli en effet cette expression avec une défaveur
marquée. De nos jours, la force des études cliniques réclame le *mot* et la chose : le mot comme le texte d'en-
seignements importants que les livres modernes de pathologie générale ne prendront plus à tâche de passer
sous silence ; la chose, comme un des fondements de la
pratique. On ne doit plus rougir de proclamer des
principes qui, après tout, ont une valeur théorique
égale à celle de dogmes qui n'ont jamais été contestés.
Du temps d'Huxham, on commençait à s'élever contre le
mot *malignité*, et ce grand praticien défendait ainsi les
raisons qui le lui faisaient conserver : Je sais, dit-il,
que l'épithète de maligne, qu'on a donnée à certaines
fièvres, n'est pas si fort en usage depuis quelques années ; il est vrai qu'on s'en est servi souvent pour cou-
vrir l'ignorance ou augmenter le mérite de la cure ; mais
cependant cette dénomination n'est point sans fondement

dans la nature. Je ne disputerai pas sur les mots ; mais il en faut nécessairement pour communiquer nos idées, et quand on a soin de les bien définir, on a tort de disputer dessus [1]. Le célèbre Piquer n'hésite point aussi à reconnaître que le corps humain est affecté de quelques maladies qui paraissent bénignes et qui, dans la réalité, sont très-dangereuses. On ignore, ajoute cet estimable pyrétologiste, l'essence de la malignité, et l'on disputera peut-être éternellement sur ce sujet ; cependant on ne peut douter de son existence, c'est-à-dire de maladies qui paraissent bénignes et qui véritablement sont fort graves, quoiqu'on ne connaisse pas la cause qui les produit [2]. Stoll a vu dans la malignité un accident nerveux qui peut se joindre à toutes les causes matérielles de maladies, et qui doit être attaqué en lui-même par des moyens qui ne se rapportent point du tout à ces causes matérielles, et que même ces causes matérielles peuvent formellement contre-indiquer [3]. Un autre de ces grands maîtres de l'école de Vienne, Dehaen a fort bien exposé, dans ces paroles, la nature de la malignité : « Igitur ma-
« lignitatem tunc intelligimus adesse, quando omnia
« tendunt in citissimam destructionem, si sic perdurent
« sine cità mitificatione ; *haud tamen ità ut nulla spes*
« *supersit* ; nàm tunc signa malignitatis et mortis eadem
« forent, id quod se ità non habet, multis à morbo
« maligno ad sanitatis integritatem redeuntibus [4]. »
Sans doute l'idée d'un danger redoutable, pressant, doit

(1) *De febribus,* page 142.
(2) *Traité des fièvres,* page 243-1776.
(3) *Aphor.,* page 712.
(4) *Prœlection,* page 252, t.

se rattacher au mot malignité ; mais cette idée n'exclut point la possibilité d'une chance favorable, d'un retour dans une voie de salut. Sans cela, comme vient de le remarquer Dehaen, il n'y aurait aucune différence entre la malignité et l'agonie ; ce qui n'est point. Dans celle-ci, l'issue funeste est inévitable ; dans celle-là, il y a encore un léger espoir. La malignité, et c'est là un de ses plus grands caractères, emporte toujours avec elle des signes trompeurs qui peuvent séduire le jugement du praticien, et lui arracher des pronostics erronés. Le plus souvent ces pronostics seront favorables, parce que, lorsque la malignité existe, des signes salutaires en apparence masquent les désordres de la vitalité : *Morbus malignus est in quo aliquandò externè signa mitia apparent, dùm intereà destruuntur interna* (Dehaen).

Les fièvres malignes semblent attaquer directement le principe de la vie. Dès leur commencement les forces animales sont ordinairement abattues, de même que les forces vitales. Les accidents qui s'y développent ne répondent pas toujours au degré de la fièvre. Le délire, l'assoupissement léthargique, la difficulté de respirer, le météorisme du bas-ventre, des douleurs, un gonflement inflammatoire des hypochondres, des mouvements convulsifs, et autres symptômes pleins de dangers surviennent très-ordinairement dans ces sortes de fièvres, quoique le pouls demeure petit, enfoncé, mou, faible. La saignée souvent réitérée, épuisant les forces du malade, nuit souvent loin d'être utile [1].

Les fièvres malignes appartiennent à deux classes :

____

[1] Le Roy de Montpellier. — *Du Pronostic dans les maladies aiguës*, page 175 et suiv.

1° les fièvres aigües épidémiques ; 2° les fièvres sporadiques. Les médecins sont à peu près d'accord sur les fièvres aigües épidémiques qui appartiennent à la classe des fièvres malignes. On sait qu'on doit y ranger les fièvres décrites sous les noms de peste, de fièvres jaunes, de typhus, etc. Toutes les fièvres épidémiques conservent entre elles une analogie très-marquée par l'abattement des forces, par le caractère dominant du pouls, par les mauvais effets qu'y produit la saignée surtout réitérée, par les éruptions et les autres symptômes qui leur sont familiers. C'est de cette première classe qu'il faut partir pour étudier la malignité dans les fièvres sporadiques. En effet, les fièvres malignes sporadiques sont précisément celles qui ont une analogie évidente avec les fièvres épidémiques dont nous venons de parler. Galien reconnaissait l'existence des fièvres pestilentielles sporadiques, c'est-à-dire des fièvres qui n'attaquant que tel ou tel individu, ont cependant le même caractère, présentent les mêmes symptômes que les fièvres pestilentielles épidémiques. C'est Fernel qui, le premier, leur a donné le nom de fièvres malignes [1].

Toutes ces choses font de l'étude clinique de la malignité un des points les plus délicats de la pratique, une de ces questions dont les difficultés dépassent les autres objets de la pathologie. Rien ne prouve mieux que la médecine n'est point un art vulgaire que chacun puisse embrasser avec une faible dose d'intelligence. Le discernement de l'état essentiel, malignité, exige le génie du médecin observateur qui semble être, selon Celse, une certaine qualité qui ne peut se nommer, ni même se

[1] Op. omn. *de febri malignâ,* page 28-1551.

bien comprendre. C'est apparemment un goût plus exquis, une pénétration plus vive, une délicatesse plus fine pour apercevoir les nuances des symptômes, leur valeur réelle et indicatrice. C'est de là que vient cette justesse qui saisit promptement et se trompe rarement, cette délicatesse de tact dont quelques organisations privilégiées sont pourvues, cette fermeté de décision que les labeurs les plus opiniâtres ne font jamais acquérir. On se rappelle, à cet égard, le propos plein d'amertume que dit un jour à Galien le médecin Martianus dont l'habileté divinatoire se trouvait souvent en défaut : *J'ai pourtant lu comme toi le pronostic d'Hippocrate !* Que de médecins de nos jours auraient raison de proférer la même plainte ! Mais au moins qu'ils aient la justice de convenir que l'observation hippocratique, c'est-à-dire cette scrupuleuse analyse des manifestations morbides du système vivant, cette *vue de l'entier*, selon l'expression d'un auteur moderne, est l'auxiliaire le plus puissant de ce tact si envié !

La malignité est une forme générale et essentielle que peuvent prendre les fièvres de toute espèce, continues, rémittentes, intermittentes. Elle ne peut pas exister, comme nous l'avons vu déjà, indépendamment des maladies réactives, telles que les fièvres et les phlegmasies. Par un étrange abus de mots, on a trop souvent confondu cette modification majeure d'un état morbide avec *l'ataxie pure et simple*, ce qui est une grave erreur. La malignité suppose l'ataxie; mais celle-ci ne comporte pas toujours la malignité, nous en avons la preuve dans ce qui se passe lors des attaques d'hystérie. Là, les phénomènes ataxiques règnent, pour ainsi dire, en souverains : après une violente explosion des symptômes spasmodiques les plus incohérents, après la succession simultanée des rires et des pleurs, des vociférations obscènes et d'un délire tranquille, vous voyez, pendant plusieurs jours, quelques-uns de ces phénomènes persister; la malade être en proie à des bizarreries, à des perversions de tous les sens, à des aversions morales que rien ne justifie, etc. Jusqu'à ce que *la stabilité d'énergie*, pour emprunter le langage si démonstratif de Barthez, ait repris ses droits sur cette économie bouleversée, attendez-vous encore à rencontrer des traces d'ataxie. Le fait suivant, qui vient de se passer sous nos yeux, fournira un exemple frappant de cette distinction.

PREMIÈRE OBSERVATION.

Violentes attaques d'hystérie précédées et suivies de symptômes ataxiques; délire, hallucinations.

Mlle S. R.., âgée de 37 ans, de mœurs pures, d'une constitution très-impressionnable, d'un tempérament lymphatico-sanguin, blonde, est sujette, depuis l'âge de 18 ans, à des accidents nerveux passagers. Sa profession d'institutrice l'oblige à mener une vie extrêmement sédentaire. Le 12 décembre 1842 elle est atteinte d'une surdité presque complète; irritabilité extrême, pleurs sans motifs, sommeil agité, pouls concentré. Ayant égard aux antécédents de la malade, nous lui annonçons que ces symptômes, dont elle paraît s'inquiéter beaucoup, sont les précurseurs d'une violente attaque d'hystérie.

Le 13, sensation de la boule hystérique, strangulation, mouvements convulsifs violents et généraux, cris aigus; l'accès dure trois-quarts d'heure. — Le 14, au milieu de la nuit, elle est saisie de nouveau de convulsions violentes et d'une douleur excessive au creux de l'estomac. Elle n'éprouve du soulagement que lorsqu'on exerce, avec la main, des frictions douces sur le centre épigastrique. Bientôt de nouvelles douleurs ramènent les convulsions et les cris; elle dit qu'elle sent toute la masse de ses intestins se tordre sur elle-même.

Les 15 et 16, délire tranquille; elle croit avoir auprès d'elle un haut dignitaire de l'église qu'elle connaît à peine; elle lui exprime sa gratitude en termes très-chaleureux. On ne peut parvenir à lui faire comprendre qu'elle est victime d'une illusion des sens. — Le 17, rêves obscènes, idées génésiques fatigantes; la malheureuse ne peut échapper à leur obsession. Anthipathie très-prononcée pour les personnes du sexe, auxquelles elle prodigue des épithètes injurieuses.

Le 18, plus de tranquillité; délire revenant toujours par intervalle; faiblesse excessive; ouïe parfois obtuse et quelquefois très-exaltée; illusion du sens de la vue : la malade croit apercevoir des fantômes; des cercles lumineux. Enfin, ces symptômes se sont prolongés jusqu'au 24 décembre; à partir de cette époque, l'harmonie commençait à se rétablir dans cet organisme bouleversé, et le 12 janvier elle n'avait qu'un souvenir confus de tous les accidents qu'elle avait éprouvés. A dater du 17, nous lui avons fait prendre un électuaire composé avec mi-partie d'extrait de quinquina et une partie d'extrait de valériane.

B. *Étiologie.* — L'étiologie de la malignité est très-importante pour le diagnostic. La connaissance des modifications auxquelles le malade a été soumis, aidera toujours à préciser la nature de l'état morbide. Barthez, d'après Sanctorius, a parfaitement établi que les fièvres revêtues d'un caractère de malignité étaient dues à des erreurs de régime qui ont pour ainsi dire *tourmenté la nature en sens contraire,* qui ont bouleversé les lois de sympathie qui unissent les principaux viscères. On peut, en effet, d'autant mieux conclure à la nature maligne d'un état morbide, que les causes débilitantes auront été plus nombreuses, que leur action se sera exercée plus longtemps et qu'elle aura porté à la fois sur un plus grand nombre d'organes dont les fonctions ne sont pas pas en corrélation sympathique, d'où doit résulter nécessairement une distraction alternative ou simultanée des forces en sens divers [1]. Ainsi les fatigues corporelles excessives, surtout si elles s'associent à des excès vénériens, les abus du coït ou de la masturbation, ont une influence immédiate sur la production de la malignité. Il en est de même des travaux forcés de l'esprit, des veilles opiniâtres, des passions fortes et surtout concentrées, des chagrins profonds et soutenus. Toutes ces causes agissent avec plus d'intensité, si le sujet, sur lequel elles opèrent, mène une vie de durs labeurs et de privations. La cause la plus puissante de la malignité est la distraction brusque des forces occupées à une fonction : bains, coït, travaux du corps ou de l'esprit après le repas, indigestion, coït pendant le cours d'une suppuration abondante (Barthez, Bérard). Pinel, avec la hauteur de vues qui le caractérise, a fait, parmi les causes générales de la malignité, jouer un rôle très-important à la civilisation corruptrice. « Pour approfondir, dit-il, la marche de ces fièvres, et apprendre à les voir sous toutes leurs faces, il a fallu peut-être tout l'essor qu'ont pris, parmi les nations modernes, la navigation, le commerce, les expéditions guerrières, l'abus énervant des plaisirs, l'ambition exaspérée de la fortune,

---

(1) *Science de l'homme*, tome II, page 188.

des dignités, de la gloire ; c'est-à-dire que l'espèce humaine a eu besoin d'être soumise à l'épreuve des passions les plus violentes, et des situations les plus extrêmes et les plus orageuses [1]. Il est facile de concevoir que toutes les passions soit excitantes, soit dépressives, tendent à ébranler les forces de l'agrégat vivant, à les résoudre même. Outre leurs effets immédiats sur le cerveau, elles provoquent des excès corporels qui troublent encore davantage l'harmonie physiologique des sympathies. Barthez, au sujet des passions tristes, a émis l'explication suivante qui nous paraît plausible quoiqu'elle ait été souvent critiquée : les passions tristes qui exercent leur empire pendant longtemps, dit-il, deviennent des causes de résolution des forces radicales, lorsque les hommes que ces passions ont tourmentés viennent à être affectés d'une forte lésion d'un organe particulier, différent de celui de la pensée. La maladie aiguë que cette lésion produit se complique avec l'affection invétérée de l'organe matériel de la pensée dans le cerveau ; *il en résulte une distraction violente des forces qui agissent dans l'un et l'autre organe, laquelle donne à la maladie une nature maligne* [2]. Dans les exemples que je citerai plus loin, j'aurai soin d'insister sur ce dernier mode de réaction dont la puissance m'est bien démontrée.

Il est d'autres causes générales de malignité, non

(1) *Nosographie philosop.*, tome I, page 211.

(2) Voir à ce sujet une bonne thèse pour l'agrégation, *De la valeur des prédispositions morbides pour la connaissance des maladies et leur traitement*, par notre ancien collègue ANDRIEU, ex-chirurgien interne des hôpitaux de Lyon, actuellement agrégé de la Faculté de médecine de Montpellier.

moins actives que les précédentes, et qui dépendent de l'atmosphère. Le plus souvent ces modifications atmosphériques sont inconnues, comme cela a eu lieu dans les terribles épidémies de maladies pestilentielles; quelquefois il est possible d'apprécier ces modifications. Dans le premier cas, on ne peut qu'accuser un principe délétère répandu dans l'air, mais dont la nature est totalement ignorée de la multiplication des maladies graves régnantes; c'est, en un mot, une constitution médicale funeste; dans le second, il est, jusqu'à un certain point, possible d'évaluer l'action de quelques circonstances particulières, soit hygrométriques, soit atmosphériques. Celles-ci sont, en première ligne : l'air chaud et humide des équinoxes de l'automne, la température variable marquée par la descente du baromètre. A Lyon, *scribo in aëre Lugdunensi,* on observe particulièrement ces fièvres catarrhales malignes en février et en mars, tandis que, dans les mois d'août, de septembre et d'octobre, on observe en grand nombre les fièvres *typhoïdes, ataxiques ou malignes.* On ne peut donc douter, d'après la nature de la saison, que le cachet particulier, imprimé aux maladies intercurrentes, ne soit le produit de cette qualité de l'air. Lepec-de-la-Clôture avait fait les mêmes remarques en Normandie[1]. Le plus ou moins d'électricité répandue dans l'atmosphère n'est point sans influence sur la production des accidents ataxiques ou malins dans les maladies fébriles. Il ne serait point impossible, dit M. Richard de la Prade, qu'une maladie, qui aurait déjà quelque tendance à la malignité, devînt décidément ataxique par l'influence de l'orage, et que la mort, qui probablement n'aurait eu lieu que dans un

[1] *Constitut. epid.,* 1770, page 107 et suivantes.

temps donné, fût avancée par la même cause[1]. Telles
sont les seules causes inhérentes à l'atmosphère dont la
valeur soit appréciable; pour les autres, il faut répéter
uniquement les paroles de l'illustre Diemerbrock au
sujet des causes de la peste : « Hæc causa est malignissi-
« mum occultum, venenosum, et naturâ humanâ in-
« fensissimum pestilens seminarium, cœlitùs demissum,
« quod minimâ quantitate aeri infusum, instar subtilis
« cujusdam fermenti se se per aerem dilatat, eumque
« inquinat, ac plurimis ejus particulis, multis in locis
« seu regionibus, similem venenositatis labem impri-
« mit... [2]. »

Il est douloureux de joindre à l'énumération des
causes de la malignité, l'erreur des hommes mêmes qui
sont préposés à la conservation de la vie et de la santé
de leurs semblables. Il n'est, dit encore Dehaen, aucune
maladie aiguë, qui, de simple qu'elle était à son début,
ne puisse devenir maligne, dans son cours, par l'impéritie
du médecin[3]. Que cette erreur soit le résultat d'une
ignorance coupable, qui, par un étalage de remèdes et
de formules, bouleverse les efforts réactifs de la bienfai-
sante nature, qu'elle soit l'application raisonnée d'un
système logiquement conçu, elle fait toujours des victimes et engage d'une manière terrible la responsabilité
morale du médecin. C'est pour cela que le vitalisme
hippocratique, envisagé comme théorie dominante,

(1) *Mémoire sur les orages, couronné par la Société de Bruxelles* ,
page 97.

(2) *Op. omn.*, t. ii, page 29, *de peste.*

(3) *Conspect. phys. med. et hygien.*, page 139-1735. — Consulter
une diss. de Fréd. Hoffmann, *De Convers. morb. benigni in malignum et
per imperitiam medici* Supp. Sec., t. 1, page 558.

exerce de si salutaires effets sur la pratique générale ; que son acceptation, en tant que dogme, ne doit point être le résultat d'un caprice ou de la mode, mais le fruit de l'éducation médicale la plus solide. C'est le vitalisme hippocratique qui est la doctrine-mère de ces *méthodes dites naturelles* de traitement d'une maladie, méthodes qui ont pour objet direct de préparer, de faciliter et de fortifier les mouvements spontanés de la nature qui tendent à opérer la guérison de cette maladie. Avec elles, le praticien ne réagira jamais d'une manière dangereuse contre des mouvements dont l'utilité lui sera démontrée, et ne justifiera jamais pour lui-même les conséquences de ces énergiques paroles, dites par le professeur Cayol : « Les systèmes en médecine sont des idoles auxquelles on sacrifie des victimes humaines [1]. » Mais c'en est assez sur un sujet aussi délicat ; laissons parler un élève de l'illustre Stalh, Juncker, qui a si bien développé les principes de naturisme de son maître. « Undè porrò « edocemur malè rem acturum medicum, si naturæ « motibus *salutarem finem intendentibus, et ex tener- « rimo amore ergà corpus liberandum susceptis*, incon- « sultò resisteret, eos turbaret aut prorsùs supprimeret, « adeòque non naturæ minister sed vitæ hostis foret [2]. »

C.*Symptomatologie*. — Le désaccord entre les mouvements divers qui constituent une maladie fébrile est l'indice qui caractérise au plus haut point l'anarchie des lois physiologiques dans l'organisme vivant, par consé-

---

(1) *Discours sur la force vitale médicatrice* prononcé dans l'amphithéâtre de l'hôpital de la Charité, à l'ouverture des cours de clinique pou l'année scholaire 1827-1828. — *Clinique médicale*, page 16.

(2) *Conspect. phys. med. et hyg.*, page 139-173b.

quent la malignité. Lorsque l'observateur la rencontre,
il doit pressentir quelque chose de funeste, que la nature
est dépourvue d'un fonds de réactions suffisantes pour
vaincre la maladie, et ramener cette imperfection des
fonctions normales de l'homme dans les limites régu-
lières. Ici, toutes les espérances doivent être tournées
du côté de l'art; ses efforts seuls pourront être efficaces.
C'est le cas de rappeler cette judicieuse sentence de
Heister : « Contrà sœpiùs occurunt febres aliique morbi,
« ubi natura parùm præstare valet, *ars verò multùm ;*
« ubi medicus sit magister et dominus naturæ, etc. »
C'est là encore une des mille démonstrations de la pau-
vreté de la médecine organicienne, qui prétend placer
les fondements de l'art de guérir sur la connaissance
pure et simple des altérations de tissus ou d'humeurs,
qui ne voit que le concret, et paraît toute fière d'avoir
rejeté de la clinique ce qu'elle appelle des *dogmes méta-
physiques.* Eh bien ! il ne faut pas le nier, la métaphy-
sique occupe un rang essentiel dans la pratique de l'art
de guérir. La recherche des grands objets d'indication
ne roule en partie que sur l'appréciation de phénomènes impalpables, insaisissables par le moyen des yeux
du corps, mais visibles à ceux de l'esprit. Qu'est-ce
autre chose que le jeu des constitutions médicales, les
phases diverses des maladies, les formes variées qu'elles
revêtent, la faiblesse, la malignité, l'éréthisme nerveux ?
Hufeland, à qui personne ne contestera un génie émi-
nemment pratique, a dit ces paroles remarquables :
« Comme la vie organique n'est qu'une élévation des
choses à une plus haute puissance d'existence, de même
aussi l'essence de la vraie médecine n'est qu'une élévation des connaissances empirico-historiques à une plus

haute puissance d'existence dans l'esprit. Tout savoir a besoin de recevoir la vie ; tout phénomène d'être porté à une sphère plus haute ; toute action d'être amenée à un acte vital ; alors seulement l'art vit dans la vie ; alors seulement il est un véritable art. Voilà aussi pourquoi, depuis Hippocrate, la vraie médecine a eu sa langue spéciale pour désigner le monde de la vie, qui est son élément, et qu'on ne peut, à proprement parler, point exprimer par des mots. Voilà pourquoi les termes de coction, de crise, de métastase, d'assimilation, de métamorphose seront toujours des symboles ou des mythes, inaccessibles aux systèmes, mais intelligibles pour celui qui vit dans la vie [1]. De là vient sans doute que les médecins qui ont vieilli dans la pratique, qui ont pris l'habitude de *vivre dans la vie*, de se recueillir sur les phénomènes intimes de l'organisation, expriment par un langage à part, insolite, les théories qu'ils se sont faites en contemplant les phénomènes variés de la nature. Celle-ci est toujours à leurs yeux une, intelligente, active. Ils en parlent d'une manière figurée qui peut étonner les médecins moins expérimentés, mais qui n'est pas moins d'une vérité frappante. Il y a bien peu d'exceptions à cette règle, et ces exceptions n'atteignent jamais les praticiens d'élite, mais les hommes dont l'intelligence a été toujours faussée par un système.

Ici se place naturellement une observation dans laquelle l'incohérence des symptômes, l'ataxie proprement dite, a été poussée à son summum ; c'est un type du genre.

---

[1] *Enchiridion medicum*, page 64.

DEUXIÈME OBSERVATION.

Fièvre ataxo-adynamique. — Discordance des symptômes. — Sensation
de chaleur intérieure; réfrigération des téguments; pommette colorée
d'un côté, pâle de l'autre; pouls fréquent et assez plein d'un côté, imperceptible de l'autre; emploi des préparations musquées; guérison.

Jeanne Gondin, de Seyssel (Ain), non réglée, est entrée
le 17 octobre 1842 dans la salle troisième des femmes fiévreuses. Cette fille, ouvrière en soie (ourdisseuse), est d'une
faible constitution et d'un tempérament nerveux. Depuis trois
semaines environ, elle se sent faible, peu disposée au travail;
son sommeil est troublé; elle éprouve du dégoût pour les aliments. Elle attribue cet état de maladie aux chagrins qu'elle
a ressentis en quittant son pays et sa famille, et aux fatigues
corporelles; elle se nourrit mal. Depuis huit jours, faiblesse
considérable; vomissements fréquents de matières bilieuses;
diarrhée : 4 à 5 selles par jour; insomnie, rêves pénibles.

Examen d'entrée. — Décubitus dorsal; vertiges lorsqu'on
la descend de son lit pour la mettre sur la chaise; exaltation
singulière de la sensibilité oculaire; l'éclat de la lumière la
fatigue beaucoup; bourdonnement dans les oreilles; facies très-
pâle, douleurs vives à la région épigastrique; diarrhée séreuse:
20 selles par jour environ; langue sèche, très-rouge à sa
pointe, soif vive, peau sèche, aride; impression de chaleur
mordicante perçue par le toucher; pouls petit, à 130.

18. Facies profondément altéré, les yeux sont enfoncés
dans les orbites et entourés d'un auréole bleuâtre; délire,
plaintes continuelles; soubresauts des tendons. Les autres
symptômes sont les mêmes que la veille.

Prescription. — Potion avec l'eau de menthe, l'extrait de

jusquiame, 15 centigrammes. Sirop de pivoine. Lavement amidoné.

Le soir, à la visite du même jour, nous trouvons la malade dans un état d'assoupissement et de subdelirium ; la pommette gauche est très-colorée, phénomène qui tranche d'une manière singulière sur le reste du visage qui est demeuré très-pâle ; les yeux sont constamment fermés. En saisissant la main droite de la malade pour compter les pulsations, nous sommes frappés de percevoir une pression de chaleur insolite, et nous constatons que la température des téguments de tout le reste du corps est normale. En même temps le malade se plaint d'éprouver une chaleur dévorante à l'intérieur. Le pouls du côté gauche donne 125 pulsations faibles ; celui du côté droit est imperceptible. (Nous faisons apprécier ce dernier phénomène par plusieurs jeunes médecins qui suivent la visite.)

Prescription. — A prendre, vers sept heures, un bol avec camphre 1 gramme, musc en poudre 5 décigrammes.

19. Mêmes symptômes que la veille ; lèvres et dents fuligineuses ; langue très-sèche, recouverte à son centre d'une croûte brunâtre ; *jactitation*, irritabilité extrême de la malade.

Même prescription. — Lavement avec 375 grammes de décoction de valériane et 4 grammes de camphre.

20. Le délire a cessé ; la pommette gauche est moins coloriée ; les pulsations se perçoivent aux deux poignets ; mais, tandis que l'on en compte 130 à gauche, l'artère radiale droite n'en donne que 96 ; la chaleur des téguments est beaucoup plus marquée que la veille, quoiqu'elle ne s'élève point encore aux conditions d'un état fébrile aussi intense.

Prescription. — A prendre le bol musqué dans le milieu du jour. Toutes les heures une cuillerée à bouche de la potion suivante : eau de menthe 125 grammes, thériaque et extrait de quinquina 4 grammes, sirop d'œillet. Pour tisane, solution de sirop de groseille avec mélange de vin de Malaga.

20. Les symptômes ataxiques ont disparu ; mais la faiblesse est excessive ; diarrhée abondante ; on est obligé de lever la malade tous les quarts-d'heure ; assoupissement habituel. La peau est saine et recouverte de sudamina. Douleur fixe vers a région du cœcum.

Même prescription. — Limonade vineuse. Deux vésicatoires aux jambes.

22. Facies empreint de stupeur ; pouls filiforme ; ténesme vésical, urines rares. Soif ardente.

23. La malade dit se trouver bien ; mais la langue est très-sèche, le dévoiement habituel. La malade exhale par tous les points de son corps une odeur de musc très-prononcée.

Prescription. — Suppression des préparations musquées. Potion *ut suprà.*

24, 25, 26. Faiblesse de plus en plus considérable. Inertie complète.

29. Facies meilleur. Le dévoiement diminue.

Prescription. — *Ut suprà.* Lavement avec décoction de quinquina.

31. Elle se sent plus forte ; il n'y a plus de diarrhée. Un consommé, quelques cueillerées de vin de Bordeaux dans la journée. A partir de ce jour convalescence franche que nous favorisons par une nourriture analeptique.

Le 12 novembre elle sort de l'hôpital.

Les débuts de cette maladie ont présenté le type que peut désirer l'observateur pour avoir une idée exacte de la malignité. Il est rare, en effet, de voir plus de perturbation dans les grandes fonctions, de voir l'existence plus violemment attaquée ! Un seul de ces signes eût suffi pour se tenir en garde contre une issue funeste ; leur réunion offrait le plus effrayant tableau. Était-ce une fièvre typhoïde ? Question bien secondaire en présence de si graves accidents! La lésion locale du tube intestinal avait ici peu d'importance au point de vue thérapeutique. Le danger provenait d'un trouble universel des lois de la vitalité; c'était à cet état essentiel qu'il fallait s'adresser. Dans tout le cours de cette affection, l'ataxie a été constamment associée à l'adynamie; mais, dès le début, celle-ci avait la prédominence, tandis que la faiblesse a persisté seule jusqu'à la fin. Aussi la méthode de traitement que nous avons adoptée a-t-elle été fondée sur l'importance respective des indications que ces deux états généraux présentaient. Dans le principe, tous nos efforts ont été dirigés contre l'élément capital, *malignité*, tandis que plus tard la médication tonique est devenue le point essentiel. A propos de cette observation, insistons sur deux signes auxquels les anciens auteurs ont attaché une grande importance et que les modernes ont rarement notés; ces signes sont : 1° l'inégalité de coloration; 2° la discordance des pulsations artérielles. Nous avons pris soin de ne point confondre cette coloration de la pommette gauche avec une coloration accidentelle produite par la pression de cette partie de la face par l'oreiller, ce qui a lieu souvent lorsque les malades gardent trop longtemps le décubitus latéral. Chez notre malade, une observation semblable ne pouvait être alléguée, puisque, tant qu'elle a été prise avec des accidents graves, elle a toujours été couchée sur le dos. Ce phénomène a d'ailleurs persisté plusieurs jours; ce qui suffit pour l'attribuer à un acte vital. Quant à l'irrégularité des pulsations artérielles dans les deux poignets, nous l'avons constatée à différentes reprises avec un étonnement toujours croissant. Sous ce rapport, notre observation présente un rare intérêt, puisqu'elle donne un exemple curieux des anomalies du pouls dans les fièvres malignes. Quelques autres de ces anomalies malies méritent de nous fixer encore un instant.

Il y a longtemps que la normalité du pouls a été considérée cemme un présage funeste lorsqu'elle se trouve unie à d'autres phénomènes graves dans le cours d'une maladie fébrile. Galien a dit à cet égard : « Qui sanè af-« fectus vel optimos medicos fallent, quod nunc quoque « in maximâ pestilentiâ accidit, quidam indè ab initio « ad finem usque, alii per totum morbum bonum pul-« sum habebunt, qui parùm deflexisset à naturâ, et hi « præ cæteros perierunt[1]. » Barthez a donné une profonde et juste explication théorique de ce fait, en démontrant qu'il tient à un affaiblissement des *forces radicales*, affaiblissement qui fait cesser les sympathies et les synergies les plus ordinaires des organes. Le pouls naturel dans les maladies malignes est très-dangereux, en ce qu'il marque une séparation si parfaite des forces du principe de la vie dans les organes qui sont principalement affectés, que l'irritation ne s'étend point au système artériel.

L'intermittence des pulsations dans le cours d'une maladie maligne, lors même que tous les autres signes tendent à devenir favorables, suffit pour prédire une terminaison funeste. C'est une vérité que la clinique des hôpitaux m'a apprise nombre de fois. Le pronostic qu'on en tire, me paraît, jusqu'à ce jour, d'une désespérante fatalité. Cette intermittence est ordinairement jointe à une excessive faiblesse des pulsations, faiblesse que Haller attribue à une débilitation profonde du cœur

[1] Gal. *De præsag.*, lib. 3, cap. 2.

qui fait que cet organe ressent à peine le stimulus du sang : « Deterior causa est, quæ à corde debilitato pro-
« venit, quod parvum stimulum non percipit. Ità in
« pessimis febribus, vitalem vim penitùs frangenti-
« bus, pulsus ità penitùs intermittit, ut penè nullus
« supersit, qualia in febre, inque peste exempla ex-
tant [1]. »

Un des caractères les plus singuliers et les plus cons-
tants de la malignité, consiste dans une sorte de viciation
de l'alliance entre le sens intime et le système des forces
physiologiques. Lorsque celles-ci courent le plus grand
danger, l'âme distraite en quelque sorte de cette scène
de dissolution organique, demeure calme et sereine,
montre même beaucoup de gaîté et d'espérance. Cet
état contre nature atteste seul le danger le plus imminent : l'harmonie physiologique est rompue. Les livres
hippocratiques nous fournissent de belles leçons sur ce
sujet. Il ne faut pas se fier, a dit Hippocrate, aux soulagements qui arrivent sans cause raisonnable, ni beaucoup craindre les maux qui surviennent aussi contre
toute espérance, parce qu'ils sont incertains, et qu'ils
n'ont pas coutume de durer longtemps. (Aphor. 27,
sect. 2.)

« Trasimus, malgré les signes funestes qui accompa-
gnaient son état, reçut un soulagement notable le cin-
quième jour de sa maladie; quelques heures après il
mourut. »

« La femme qui demeurait sur la place des Menteurs,
eut, le septième jour, une sueur froide, du délire, beaucoup d'agitation et de soif; ses extrémités restèrent

____

(1) *Element phys.*, t. ii, page 257.

longtemps froides ; le huitième elle fut très-mal ; le neu-
vième tout fut calme : elle mourut le quatorzième [1]. »

« Phalacrus de Larisse, qui ressentit une vive douleur à la cuisse droite, ayant les extrémités froides, et
étant d'ailleurs fort mal, parut être soulagé de sa douleur, et peu après il mourut [2]. »

Tous les grands observateurs qui ont pratiqué l'art
de guérir dans le sens hippocratique, ont été témoins de
faits semblables. Médicus, dans la description de la fièvre maligne de Manheim, qu'il nous a laissée, a insisté particulièrement sur cette sensation de *fausse bénignité* perçue par les malades, à l'article de la mort. Sarcone la
considérait, lors de l'épidémie de Naples, comme un
signe infailliblement mortel. Plusieurs malades, dit-il,
qui paraissaient en sûreté par les signes les plus heu-
reux et les plus salutaires, périrent inopinément; et
beaucoup d'autres de ceux qui semblaient dévoués à
une mort certaine et accablés par les signes les plus
mortels, furent rendus à la vie. Ainsi, l'on peut avancer
que la maladie était, chez le plus grand nombre, plutôt épouvantable que ruineuse, et que, généralement
parlant, il y avait plus à se méfier et à craindre des apparences non tumultueuses et des symptômes qui af-
fectaient un air d'état *naturel et de bénignité*, que des
symptômes manifestement féroces et menaçants. En
effet, le nombre des morts a été plus grand dans la
première que dans la seconde circonstance [3]. Dans
une affection fébrile, il faut toujours qu'il y ait une re-

(1) *Prorrh.*, liv. premier, 70.
(2) *Id.*, *ibid.*
(3) *Hist. rais. des mal. obs. à Naples*, 1764, trad. de Bellay, t. II,
page 116.

lation harmonique entre les impressions reçues par le
cerveau et l'état des viscères d'où elles émanent. S'il y
a disparité entre ces deux choses, si l'impression est
tout autre que l'état organique ne le comporte, si cette
impression même n'existe pas, il y a lieu à tirer un pronostic redoutable. Il est fâcheux, par exemple, d'avoir
à soigner un malade dont la bouche est sèche, la langue
aride, et qui cependant n'accuse point la soif. C'est toujours, dit Huxham, un mauvais symptôme qui finit
par la phrénésie ou le coma. J'ai vérifié souvent la vérité de cet axiôme. Du reste, c'est par les mêmes raisons
que l'on considère généralement comme des signes funestes, la distension de la vessie par l'accumulation des
urines ; l'insensibilité des téguments aux frictions rudes
et même aux piqûres, dans certaines affections coma-
teuses. Tous ces phénomènes sont produits par une viciation des lois conservatrices de l'économie ; les besoins
de cette dernière ne peuvent plus se transmettre au
sensorium commune ; les sympathies se montrant re-
belles à leur mode d'expression.

Dans un très-bon travail sur *l'épidémie de suette mi-
liaire* qui a régné en 1841 dans le département de la
Dordogne, le docteur Parrot cite le fait suivant :

« Le 8 juillet 1841, je fus appelé près d'une meu-
nière âgée de 35 ans, habitant le village de Lacouterie,
canton de Mareuil. Il était onze heures du matin quand
j'arrivai ; interrogée sur ce qu'elle éprouvait, elle me
répondit qu'elle n'était point malade, qu'elle ne con-
cevait pas pourquoi ses parents m'avaient envoyé chercher ; qu'elle avait tout simplement un léger mal de
tête depuis son réveil, et que depuis ce moment aussi
elle avait des sueurs assez abondantes. Elle n'avait pas

la moindre fièvre. Je regardai ce cas comme insignifiant, mais comme j'avais déjà été averti par des pertes auxquelles je ne pouvais pas, je ne devais pas m'attendre, je prescrivis du sulfate de quinine; mais qui eût pu le croire? il était trop tard; demi-heure après ma visite, la fièvre s'alluma; le cerveau se prit, et la malade fut emportée en une heure. »

Était-il un cas, en effet, où l'on pût mieux que dans celui-ci avoir le droit de promettre avec assurance une heureuse terminaison? était-il un cas où mieux que dans celui-ci l'expectation eût dû paraître le seul rôle raisonnable, le seul rôle digne du médecin? Qui ne voit cependant dans ce fait un exemple bien frappant du génie pernicieux de l'épidémie, si pernicieux qu'ici la maladie débuta par l'apyrexie la plus pure et la plus complète; et qui ne voit surtout que s'il eût été possible d'administrer dès le matin le sulfate de quinine, l'accès qui vint à midi eût été sinon empêché au moins diminué de façon à donner le temps de combattre les accès suivants [1].

Il est des améliorations que l'on peut appeler funestes, c'est-à-dire des soulagements apportés aux souffrances des malades peu d'heures avant qu'ils expirent. Sans parler ici des cas d'étranglements herniaires, de volvulus dont le terme fatal est marqué précisément au moment même où les patients, après d'intolérables douleurs, semblent se complaire dans un état de calme et de bien-être, nous signalerons d'autres maladies où le bien-être insolite devient un présage de mort. Ainsi, lorsque cet état survient sans qu'il ait sa raison suffi-

---

[1] *Mémoires de l'Académie roy. de méd.*, t. x. pag. 409.

sante dans la disparition de la lésion organico-vitale qui tenait sous sa dépendance des phénomènes graves; lorsqu'il n'est pas ménagé par une succession lente et graduée d'améliorations secondaires et successives, le pronostic doit être d'une inexorable gravité. Les lois qui régissent en effet les tendances de la nature médicatrice dans le corps humain, n'ont pas l'habitude de se prononcer par des signes brusques et instantanés, mais elles agissent avec cette sage lenteur que les livres hippocratiques nous font souvent admirer. Toute anomalie de cette manière d'être, dans les affections réactives, est redoutable. L'observation suivante m'a fourni, il y a peu de mois, l'occasion de porter un pronostic malheureusement confirmé, et que je fondai sur les raisons qu'on vient de lire.

TROISIÈME OBSERVATION.

Pneumonie droite au troisième degré; impression de bien-être perçue par la malade quelques heures avant sa mort. Abcès pulmonaire.

Louise Laurent, âgée de soixante-huit ans, entra, le 14 août 1842, dans la salle des femmes fiévreuses (3° division). Cette femme, d'un tempérament sanguin, d'une bonne constitution, s'était toujours bien portée, sauf quelques légers rhumes éprouvés pendant les hivers. Il y a trois semaines, pendant un violent orage, elle a été entraînée dans le Rhône par la chûte d'une voiture dans laquelle elle se trouvait. Elle en fut retirée avec beaucoup de difficultés. Depuis lors, toux, oppression considérable, point de côté, crachats rouillés. A partir de cet accident, elle a toujours gardé le lit et pris des tisanes pectotales, seul genre de médication qu'elle ait mis en usage.

14. Oppression considérable ; mouvements d'inspiration précipités ; toux violente, quinteuse ; expectoration spumeuse, adhérente au vase, quelques stries sanglantes ; matité dans les deux tiers supérieurs du poumon droit ; râle crépitant au niveau de la fosse sous-épineuse. Respiration soufflante-à la partie moyenne et inférieure. Fonctions digestives saines ; la température de la peau est normale ; pouls à 90, assez plein et résistant.

Prescription. — Large vésicatoire sur le côté malade ; loch, 15 centigr. de kermès ; tisane de polygala.

15. Elle respire plus librement ; les crachats sont moins visqueux que la veille.

Prescription ut suprà.

16. Même état. Le vésicatoire a fourni une sérosité abondante. Mêmes signes stéthoscopiques ; peu de fièvre.

17. A l'heure de la visite, la malade, se tenant sur son séant, nous parle avec beaucoup d'exaltation, et nous annonce que, se trouvant tout-à-fait bien, elle compte aujourd'hui même se rendre chez elle. Une série de questions lui étant adressée, elle y répond avec une grande justesse, et nous fait voir qu'elle n'est point dans le délire. Cependant l'affection thoracique est toujours grave ; il y a toujours au même point, de la matité, de la bronchophonie. Le pouls est calme.

Nous annonçons à l'interne qui nous assiste, M. Bonnaric, élève distingué de l'école de Montpellier, que cette impression de bien-être perçue par le malade, n'étant point en rapport avec l'amélioration de l'état morbide, nous semble un signe d'une extrême gravité ; que la mort pourrait être prochaine.

Mort, dans la soirée, au milieu d'un violent accès de suffocation.

Autopsie. — Je passe sous silence une grande partie des détails de cette observation, détails étrangers à la nature même de ce mémoire, et me borne à transcrire les principaux résultats.

Poumon droit adhérent aux plèvres dans toute son étendue. En arrachant cet organe avec difficulté, chaque bride enlève à la partie supérieure une portion de sa substance, qui est imperméable à l'air, grenue et infiltrée de pus. Tout le lobe supérieur est d'une couleur grisâtre ; en incisant sa substance, du pus s'écoule en abondance. Nous en trouvons deux cueillerées à café environ dans une caverne d'un centimètre de large qui existe tout-à-fait au sommet : nulle trace de tubercules tout autour. Cette excavation nous paraît être avec évidence le résultat de la fonte d'un abcès pulmonaire.

On a pu remarquer, en lisant cette observation, un phénomène particulier, digne à lui seul de fixer la sollicitude du clinicien ; c'est le défaut de proportion entre le mouvement fébrile et la gravité de l'affection parenchymateuse. Ce caractère seul était l'indice de quelque chose d'insidieux, d'anormal ; aussi en avais-je tenu compte en portant mon pronostic. Cette observation eût pu servir à confirmer l'opinion de quelques médecins concernant l'utilité de la fièvre en général, opinion que nous avons soutenue nous-même, il y a quelques années [1]. Toute fièvre aiguë n'est en effet qu'une lutte entre la nature et les fièvres morbifiques quelconques. La nature peut bien succomber dans le combat ; mais, comme l'a très-bien dit Juncker, d'après Sthal, quel que soit l'événement, le salut du malade n'en est pas moins dans toutes les fièvres vives, l'unique fin qu'elle se

[1] Voyez notre thèse inaugurale, *Appréciation philosophique et pratique de la doctrine médicale de Broussais, de ses vérités et de ses erreurs.* Paris, 1840.

propose. [1]. La fièvre fait alors, il est vrai, partie de la maladie; mais, selon l'expression du savant Gaubius, c'est la partie utile, la partie active, celle qui, par un désordre passager et universel, est seule capable de rétablir l'ordre et l'harmonie dans toutes les fonctions [2].

Il peut se faire encore que la malignité se traduise *par une sorte d'inquiétude vitale* perçue par le sens intime (ce qui est l'inverse de ce que nous avons vu précédemment), lors même que l'organisme paraît jouir de la plénitude et de l'intégrité fonctionnelle. Le moral des malades reçoit alors l'impression d'un trouble grave qui s'effectue non dans la trame des appareils, dans le *substratum*, mais dans les profondeurs du dynamisme humain. Ces cas sont excessivement graves et réclament le plus scrupuleux discernement du praticien : Bartholin, Sennert, Torti, Alibert, ont appris à se défier des symptômes de terreur offerts par les malades qui viennent d'échapper à un premier accès de fièvre pernicieuse. La nature humaine a de l'aversion et de l'horreur pour les maladies et la mort; un état d'angoisse que rien ne justifie et que rien ne peut dissiper est un indice fâcheux; ce symptôme, dit Gaubius, étant, pour ainsi dire, le thermomètre du système vital, mérite aussi plus d'attention que la douleur, vu que souvent il annonce que la vie est en danger ou rend même la mort plus désirable que la vie [3]. Cette terreur de l'avenir n'est pas un des moins effrayants symptômes que présentent les hydrophobes, dans l'intervalle de leurs horribles paro-

(1) *Loc. Cit.* cap., 56.
(2) *Pathologie*, trad. de Sue, page 101.
(3) *Id., ibid.*, page 420.

xismes ; un fait semblable ne peut provenir que de l'harmonie primordiale existant entre les deux systèmes moral et physique. L'âme, en effet, produit aussi des efforts pour défendre la santé en danger. La perception fâcheuse d'un mal dont on est menacé ou le souvenir d'un mal qu'on a autrefois souffert, non seulement porte à chercher le secours préservatif, mais fait entrer l'âme, par l'inquiétude que lui cause le danger, dans les efforts et les mouvements qui sont excités dans le système des fonctions et qui tendent à une fin très certaine, d'être utile, de défendre et de soulager. Tels sont, évidemment, les mouvements spontanés des muscles qui obéissent à la volonté ; mouvements qui préviennent la pensée et qu'on ne peut réprimer à son gré. Pour cette communication d'une puissance à l'autre, dit le professeur Lordat, il faut reconnaître *une sorte de contagion*, qui met à l'unisson celle qui avait l'initiative et celle qui a reçu l'impression (1).

Hippocrate n'a jamais oublié de noter chez ses malades l'existence de cet état moral, toutes les fois qu'il s'est rencontré.

« Une femme de Thase, qui logeait près les fils de Pylade, étant devenue morose à la suite de quelques chagrins, ne dormait ni ne mangeait ; *elle était accablée d'inquiétudes*. Le premier jour, à l'entrée de la nuit, elle eut un peu de fièvre : elle fut altérée, elle parla beaucoup, elle eut des craintes et marqua du découragement ; elle eut le lendemain matin beaucoup de convulsions, et lorsque les convulsions cessèrent elle délira

______

(1) *Ébauche d'un traité complet de physiologie*, 1842.

et dit des choses obscènes ; elle eut des douleurs vives et continuelles (1).....

C'est encore à l'inquiétude vitale, perçue par le moral, que la malignité à venir, c'est-à-dire un grand danger qui menace le corps, doit en quelque sorte d'être prophétisée pendant le sommeil. Bien souvent, dit M. Virey, des impressions internes, encore faibles dans leur origine, ne sont pas encore parvenues à notre cerveau, et nous n'en avons aucune connaissance, qu'elles sont déjà ressenties par la conscience intime, et quelquefois révélées dans le silence de la nuit par l'absence des distractions extérieures. C'est ainsi que Conrad Gesner songe qu'il est mordu par un serpent ; il lui naît, en effet, sous l'aisselle un anthrax malin qui le fait périr en cinq jours. Les songes précurseurs des fièvres malignes sont toujours hideux et effrayants, et dénoncent la ruine de l'économie animale, sa destruction prochaine. J'ai pu m'assurer bien des fois par mes propres observations, que ces êtres fantastiques de l'imagination qui, selon l'heureuse expression de M. Virey, *soulèvent des idées analogues à l'esprit du corps,* étaient, au milieu des autres symptômes fâcheux, l'indice de réactions favorables toutes les fois qu'ils devenaient agréables pour les malades. Une modification inconnue de l'organisme, et qui lui prépare des voies de salut, se réfléchit alors sur le *sensorium commune* qui perçoit une heureuse intuition. Ce fait est inexplicable, mais il est positif ; il a fait dire à l'illustre Boërrhaave : *Inest*

(1) *Épidem.*, liv. 3, sect. 3. — Dans la deuxième observation du mémoire de M. Parrot déjà cité, le malade qui mourut promptement avait une *peur difficile à peindre*, et suppliait le médecin de le voir le plus souvent qu'il pourrait.

*aliquid sapientiæ in summo delirio ; — il y a une
certaine sagesse dans le plus grand délire.* La nature
des songes, dans les fièvres graves, pourra être un
élément de pronostic, et le clinicien aux vues élevées
aura bien des fois l'occasion de vérifier les immortelles
propositions du vieillard de Cos : « Il y a des songes où
l'âme fait présager les maladies du corps. »

« Voir des choses inusitées, extraordinaires, indique
un changement dans le corps. — Si quelqu'un voit les
corps qui l'entourent tels qu'ils doivent être, et tout-à-
fait en rapport avec sa propre constitution, rien de trop,
rien de moins, c'est signe de santé : « Voir des corps
d'une forme extraordinaire, c'est signe de folie ; — voir
en songe une terre bien cultivée, des arbres en fleurs ou
chargés de fruits succulents, des fleuves dont le cours
est tranquille, des eaux pures, ni trop rares, ni trop
abondantes, toutes ces choses indiquent la santé [1].
L'observation moderne, trop préoccupée des lésions lo-
cales, trop attentive aux secondaires recherches d'ana-
tomie pathologique, a perdu de vue ces féconds aperçus
sur la nature humaine ; et cependant ils complètent les
connaissances cliniques du praticien, qui ne sauraient
jamais être assez étendues, qui doivent embrasser toutes
les modifications physiques et morales de l'être vivant
et sentant. Les professeurs de clinique de l'école de Paris
ont en général, depuis vingt ans, mérité le reproche de
ne point assez insister, dans leurs cours, sur les sources
véritables du pronostic, sur la *séméiologie des forces vitales.* Il vaut certes mieux moins bien connaître une
variété des bruits du cœur, moins bien disserter sur l'al-

(1) *Dict. des sciences méd.,* art. *Songes.*

tération des plaques de Peyer, et savoir mieux apprécier la valeur clinique des divers troubles de la vitalité. C'est là que réside le fondement des indications essentielles ; c'est par là que le véritable thérapeutiste se décèle. Il faut bien se garder de circonscrire toute la clinique dans des connaissances exactes en *percussion* et en *auscultation*, comme on l'a trop fait. Au bout de deux ans un élève studieux en saura toujours assez sur ces matières ; mais s'il ne sait que cela, tant pis pour lui, tant pis surtout pour ses malades. Pour devenir un homme réellement utile, il faut de toutes manières qu'il spiritualise son art, qu'il *vive dans la vie,* comme nous l'avons déjà proclamé, et non au milieu des tristes supputations cadavériques d'une certaine école. Du reste, l'abus de cet enseignement s'est fait tellement sentir, que des personnes étrangères à l'art de guérir, mais instruites, ont signalé cette viciation de l'enseignement médical depuis les pitoyables égarements du Broussaisisme. C'est ainsi qu'il y a deux ans, un honorable pair de France, lors de la discussion du budget des facultés de médecine, a appelé, du haut de la tribune, l'attention du ministre sur cet état de choses, et émis le vœu de voir les professeurs insister davantage dans leurs chaires sur les principes généraux de la médecine hippocratique. Mais revenons à notre sujet.

Qu'il y ait, dit le savant auteur de l'article *Instinct* du Dictionnaire des sciences médicales, un archée qui préside à l'économie, selon Van-Helmont, et qu'on nomme cet instinct AME, NATURE, ενορμων, avec Hippocrate, ses directions n'en doivent pas moins être consultées. Qui n'a lu, avec étonnement, le fait suivant, rapporté par un médecin dont on connaît le mérite, mais qui est loin d'acquiescer entièrement aux dogmes du spiritualisme médical ?

En 1832, dit le docteur Ferrus (article *Choléra* du Dictionnaire de médecine), le docteur Bourdois, appelé auprès d'un homme de moyen âge, accablé depuis trente-six heures d'un choléra-morbus très-intense, crut entendre le malade proférer pendant son délire, le mot *pêche*. Cet habile praticien profitant de cette sorte de mouvement instinctif, fit apporter un de ces fruits. Le malheureux agonisant le mange avec avidité ; il en demande un second, qui est également accordé ; les vomissements, jusqu'alors opiniâtres et déterminés par la moindre gorgée de tisane ne paraissent plus : leur absence enhardit le médecin ; enfin le malade mangea, ou plutôt dévora une trentaine de pêches. Le lendemain la guérison était parfaite. Ces faits prouvent quelle scrupuleuse attention le praticien doit apporter aux démonstrations de crainte et d'effroi de certains malades, dans les intervalles d'apyrexie. Il vaut mieux pour le médecin, et surtout pour le malade, que celui-là ait une confiance, peut-être puérile, dans les récits qu'on lui fait sur les maux qu'on vient de souffrir et dont on ne perçoit plus que la terreur. Lorsque la vie a été fortement ébranlée par un accès de fièvre pernicieuse, les idées lugubres restent imprimées dans l'esprit des malades ; comme si des impressions organiques leur révélaient les nouveaux assauts qu'ils auront à subir, et à la suite desquels leur vie doit s'éteindre. Une disposition particulière de mon esprit l'a fixé souvent sur ce phénomène que j'ai rarement vu manquer dans les moments d'apyrexie des malades soumis à mon observation : je le considère comme un signe précieux dont l'intelligence peut éviter au médecin bien des revers déplorables. Mais voici un fait qui s'est passé récemment dans la clientelle d'un médecin de qui je le tiens : il parlera plus haut que tous les raisonnements.

QUATRIÈME OBSERVATION.

Un boulanger fit appeler ce médecin pendant une nuit du milieu de septembre 1842 ; mais il ne put se rendre auprès du malade que le lendemain matin. Lors de cette visite cet homme était très-calme et ne présentait aucune apparence morbide ; il était peu abattu. La femme de ce boulanger raconta au médecin que les accidents éprouvés la nuit et caractérisés par d'abondants vomissements, avaient été fort graves, qu'elle en éprouvait réellement beaucoup d'inquiétude, ainsi que son mari. L'honorable praticien, en présence d'un homme qui était très-bien portant dans le moment actuel, ne put que taxer d'exagération de pareilles craintes. L'épouse insiste pour une consultation : un autre médecin distingué est appelé et se range de l'avis de son confrère ; quelques calmants sont prescrits. La nuit suivante on accourt en toute hâte chercher le premier médecin ; il arrive cette fois, mais son malade n'était plus ; un second accès de fièvre pernicieuse, *sous forme gástralgique*, l'avait emporté.

Nous ne saurions trop le redire, la malignité se joue de l'observateur superficiel ; quelles fautes, dit Alibert, ne commet point à cet égard le médecin vulgaire trop habitué à interpréter la nature d'après les *phénomènes les plus apparents* [1]! Ceux-ci le conduiront en effet à

(1) *Traité des fièvres pernicieuses.*

pratiquer une saignée qui sera mortelle, à administrer des vomitifs dangereux. Car un des caractères les plus insidieux de la malignité, c'est l'opposition des symptômes avec les remèdes qui semblent devoir les combattre. C'est ce qui démontre pleinement toute l'absurdité de ceux qui, comme les homéopathes, ne veulent qu'attaquer les symptômes pour guérir la maladie. Le symptôme isolé ne suffit pas, en général, pour établir des indications ; il faut toujours le mettre en rapport avec d'autres notions plus complètes. Il faut moins, a dit très-bien Bérard de Montpellier, s'attacher à tel ou tel symptôme isolé qu'à leurs concours et à leur ensemble ; moins à leur prédominance qu'à leur continuité et à leur persistance ; moins à leur liaison simultanée qu'à leur succession progressive ; *moins à leur forme extérieure qu'à leur connexion de nature* et à leur rapport avec l'indication ! L'art médical n'est pas ailleurs.

D. ASSOCIATION DE L'ÉLÉMENT MALIGNITÉ A CERTAINS ÉTATS-GÉNÉRAUX.

Comme nous avons déjà essayé de l'établir dans le cours de ce mémoire, la malignité peut appartenir à toutes les maladies fébriles : « *Esseque aliquandò febrem malignam pituitosam, aliquandò biliosam, aliquandò etiam atrabiliosam...., aliquando ex sanguine crasso.... et curationem ità variare* [1]. » Cette modification majeure et essentielle de nombreuses affections est souvent marquée par la prédominance d'un symptôme particulier à ces mêmes maladies. Voilà ce qui exige un tact particulier, ce qui rend si difficile le traitement des fièvres malignes, parce qu'il faut saisir, à chaque instant, le rapport dans lequel se trouvent la cause matérielle de la maladie et la malignité qui peut s'y joindre. Ainsi, dans les fièvres gastrites malignes, il faut voir, selon Grimaud, dans quel rapport se trouvent et l'affection des premières voies qui demande les évacuants, et la faiblesse qui les contre-indique, au point que dans les fièvres gastriques, avec prédominance de malignité, les évacuants même les plus légers peuvent devenir promptement mortels, comme cela est évident dans les fièvres intermittentes pernicieuses qui dépendent le plus souvent d'un vice gastrique, dans lesquelles cependant les purgatifs et les émétiques décident presque sûrement la mort (1). Ce cas si pratique est, en effet, un des plus délicats, des plus embarrassants; il s'est offert une fois à nous, et nous n'avons point eu le bonheur d'en triompher.

(1) Valesius, *épid.* 7, page 878.
(1) *Cours de fièvres*, t. 2, page 156.

CINQUIÈME OBSERVATION.

Fièvre gastrique rémittente avec des phénomènes de malignité; médica tion évacuante; aggravation des symptômes ; mort.—Autopsie : ulcéra tions intestinales ; hépatisation pulmonaire , etc.

Jeanne Marcoud, fruitière, âgée de 35 ans, entra le 21 septembre 1842 dans mon service (3ᵉ div., femmes fiévreuses). Elle y arriva dans une circonstance assez triste, avec sa petite fille, également atteinte d'une maladie grave (pneumonie au second degré), et qui fut couchée dans la même salle. Lors de son entrée, cette malade nous donne les renseignements suivants : les chagrins et les fatigues corporelles ont miné sa constitution depuis plusieurs années. Il y a quinze jours, elle a été exposée à un orage, et n'a pu changer de vêtements que plusieurs heures après ; à partir de cette époque, elle a ressenti une grande faiblesse, de l'inappétence, des nausées. La misère l'a cependant contrainte de surmonter ce malaise et de continuer l'exercice de sa profession.

État actuel. — Visage abattu, teinte livide ; amaigrissement, yeux excavés. Faiblesse très-grande ; défaillances fréquemment répétées ; insomnie, rêves sinistres. Pouls fréquent, 125, dépressible ; bruits du cœur sourds, impulsion faible. Bouche amère, langue plate recouverte d'un enduit jaunâtre ; haleine d'une insupportable fétidité ; épigastre douloureux à la pression, le reste du ventre indolore ; constipation, urines rares. Peau sèche et chaude ; la face seule est recouverte habituellement d'une sueur visqueuse.

Prescription. — Potion avec l'infusion de camomille et l'eau de menthe. Limonade.

22, 23. Les symptômes saburraux deviennent plus pronon

cés ; renvois acides ; langue recouverte d'un enduit semblable à du pus ; nausées ; exacerbation fébrile le soir.

Prescription. — Trois paquets d'ipécac. d'un gramme chaque, à prendre en trois fois ; limonade vineuse.

24. Vomissement bilieux abondants hier et aujourd'hui. La langue est toujours saburrale ; la fétidité de l'haleine persiste toujours. Faiblesse plus marquée que les jours précédents ; insomnie ; facies très-décomposé, pâle dans la matinée, injecté aux pommettes vers le soir, à l'heure du redoublement fébrile. Soif vive.

Prescription. — Potion calmante ; solution de sirop de groseilles.

26. La poitrine s'embarrasse, dyspnée ; ronchus perçu à la partie inférieure du poumon droit ; matité dans le même point ; pas d'expectoration.

Prescription. — Potion béchique ; tisane de polygala, vésicatoire *loco dolenti*.

27, 28, 29. Même état. Diarrhée abondante. Le 29, pouls filiforme, réfrigération générale ; sueur visqueuse à la tête.

1er octobre, mort dans le coma.

AUTOPSIE 24 HEURES APRÈS LA MORT.

Hépatisation rouge de tout le lobe inférieur droit· Estomac rempli d'une matière verdâtre qui tient en suspension quelques lambeaux floconneux ; plaques rouges vers le grand cul-de-sac. Le duodénum et le jéjunum sont sains. Vers la fin de l'iléum, nous rencontrons quelques ulcérations à fond grisâtre, dont les bords sont arrondis. Les follicules de Brunner forment des saillies très-distinctes ; quelques-uns sont du volume d'un petit pois. Trois ulcérations, offrant le même aspect que celles notées plus haut, se voient sur la valvule iléo-cœcale. Une matière grisâtre, semi-fluide, très-fétide, remplit tout l'intestin.

Cette observation est une de celles qui rentrent le mieux dans les idées de Stoll, sur les fièvres saburrales. C'est au sujet de semblables faits que ce praticien a dit : « Sed et mæror diuturuus, et ærumna et somni nescia « sollicitudo stomachum et intestina resolvit, et gastri- « cos humores vitiat, tunc que maxime si anni tempus « conspiret... Quibusdam tandem ea diathesis in fe- « brim erumpit luculentam, biliosam, *malignam*, pi- « tuitosam, artis plerùmque præceptis non auscultan- « tem. Fæminas sic ægrotare præ cæteris observavi, « easque ex infimâ plebe quas inexorabile fatum et « conjuge orbârat, cum eaque et vitæ præsidiis, alendæ « numerosæ proli non jam pares [1]. » La malade, sujet de l'observation précédente, était dans les conditions que l'illustre praticien de Vienne vient d'énumérer : débilitation profonde des forces par des chagrins prolongés; dérangement des sécrétions intestinales, caractérisé par l'état saburral de la langue, les vomituritions, etc. Si l'on voulait enfin caractériser en peu de mots cette affection, on la désignerait sous le nom de fièvre *bilieuse putride*, comme l'a fait Wagler, en décrivant des cas semblables [2]. La faiblesse fut si considérable, dès les premiers jours, qu'il fut aisé de prévoir une terminaison funeste, la réaction ne pouvant avoir lieu. Je trouve un grand rapport entre cette observation et la description de Pinel, d'après Fincke (*de biliosis anomalis*), de la fièvre ataxique bilieuse : tremblement des membres, vacillation du corps sur les

(1) *Ratio med. pars sec.*, page 265. Édit. de 1779.
(2) *Traité de la mal. muqueuse*, trad. franç., page 114.

genoux, couleur foncée ou pâleur de la face ; tels sont quelques signes communs à ce fait et à la description de l'illustre nosographe.

On ne peut passer sous silence une circonstance remarquable, dans cette observation, c'est la pneumonie intercurrente, liée à la maladie fondamentale, à la modification diacritique de la surface intestinale. Sans doute, la théorie invoquée par Stoll, pour expliquer ces singulières métastases, a vieilli ; mais les faits eux-mêmes se représente tous les jours aux yeux du clinicien : « Hæc biliosa et acris materies absorpta, et « ad alias partes delata idem mali, videlicet vel inflam- « mationem vel necrosim lethalem producit, hinc in « quibusdam cerebrum, *in aliis pulmones*, aliaque vis- « cera male affecta reperta sunt [1]. »

Il est au point de vue théorique et pratique, une distinction importante à établir dans l'observation des fièvres malignes. Cette distinction consiste à bien reconnaître lorsque la malignité existe seule, et lorsqu'elle est combinée à un état putride. Huxham est le premier qui ait nettement posé les bases de cette distinction, et il l'a fait avec sa sagacité ordinaire. Dans les fièvres putrides malignes et pestilentielles, dit-il, le sang proprement dit est affecté ; au lieu que les fièvres lentes nerveuses (fièvres graves ou ataxiques de nos jours) paraissent avoir leur siège dans les sucs lymphatiques et nerveux. On observe dans les premières, lorsqu'elles sont portées à un certain degré, une corruption dans les humeurs, et une dissolution du sang ; au lieu que les fièvres lentes nerveuses peuvent durer très-longtemps sans qu'on puisse remarquer un certain

---

(1) *Loc. cit.*, page 119.

degré de putréfaction[1]. A part quelques expressions surannées, ce passage du médecin anglais est remarquable, et exprime un fait qui, tous les jours, a sa vérification clinique. Notre deuxième observation peut présenter le type d'une fièvre maligne dans laquelle tous les phénomènes ataxiques étaient indépendants d'une altération des fluides et subordonnés à une perversion de l'action nerveuse. Le fait suivant donnera une juste idée de l'association de la malignité à un état putride.

SIXIÈME OBSERVATION.

Fièvre putride maligne. Signes ataxiques unis à des signes indiquant une grave altération du sang ; éruption pétéchiale confluente ; marbrures sur le ventre et sur les cuisses ; mort. Absence de toute lésion intestinale ; ramollissement de la substance musculaire du cœur.

Victoire Chaix, ouvrière en velours, âgée de 26 ans, entre le 1er octobre 1842 à la salle Montazet. Cette fille, malade depuis quinze jours, attribue sa maladie à une imprudence commise à l'époque de ses règles ; elle s'est assise dans un pré humide. A partir de ce moment, elle a ressenti des frissons irréguliers et un état de malaise général. Quelques jours après, vomissements bilieux ; épistaxis. Faiblesse considérable ; vertige. Depuis six jours elle garde le lit, et n'a pris que des tisanes adoucissantes.

État actuel. — Facies triste, abattu ; les joues sont cyanosées ; réponses lentes et indécises ; prostration complète ; pupilles dilatées. Lèvres sèches et fuligineuses ; langue rouge

(1) *De febribus*, page 97 et suiv.

à sa pointe et à ses bords, saburrale au centre ; ventre tendu, ballonné, indolore à la pression ; dévoiement séreux (20 à 24 selles involontaires). La chaleur de la peau est très-âcre. Pouls dur et plein, 95 à 100.

2. Délire la nuit précédente ; inertie complète ; nombreuses taches pétéchiales survenues depuis hier et couvrant l'abdomen, le col et la partie supérieure de la poitrine. Un grand nombre de ces taches ressemblent au *purpura ;* sur les flancs on en remarque deux ou trois offrant la largeur d'une pièce de 25 centimes. Diarrhée continuelle. Urines supprimées ; pouls faible, 110.

Prescription. — A prendre toutes les deux heures une cuillerée de la potion suivante : infusion de chardon bénit 195 gramm. ; thériaque et extrait de quinquina 4 gramm. ; sirop d'œillet. Limonade vineuse ; vésicatoire aux jambes.

3. Assoupissement continuel, tremblement de la lèvre inférieure ; taches plus nombreuses encore que la veille ; aux flancs, elles se confondent et offrent l'aspect de véritables ecchimoses ; gargouillement dans la fosse iliaque droite; soubresauts des tendons.

Prescription. Ut suprà, tisane chlorurée ; lavements avec décoction de serpentaire de Virginie et 36 gouttes de chlorure de soude.

4, 5, 6. Même état.

7. Facies crispé et sudoral ; anxiétés ; plaintes continuelles ; trismus. Mort à huit heures du soir.

Autopsie. — Nos premières recherches, dirigées vers le tube intestinal, nous ont montré cet *appareil parfaitement sain dans toutes les régions.* La muqueuse est décolorée, excepté vers le grand cul-de-sac de l'estomac, où nous constatons une légère injection. Le foie et la rate n'offrent rien de particulier. Les poumons sont fortement engorgés à leur partie postérieure. Le cœur est d'un volume normal, mais *son tissu est remarquablement peu consistant*. Il contient dans ses ventricules du sang fluide et pas le moindre caillot ; les valvules mitrales et tricuspides offrent une coloration noirâtre assez prononcée, due sans doute à l'imbibition. Les colonnes charnues se laissent facilement déchirer par la moindre pression des doigts dont les bouts s'engagent dans la substance musculaire de l'organe. Nous ne constatons pas d'autre lésion.

Cette observation offre un exemple de la fièvre *putride-maligne-pétéchiale* si bien décrite par Huxham, et qu'il rattachait *à priori*, comme on le fait scientifiquement de nos jours, à une colliquation du sang. Nous avons vu, comme l'avait noté déjà le médecin anglais, peu de jours avant la mort de la malade, les pétéchies augmenter de largeur et ressembler à des meurtrissures. La coloration noirâtre des valvules auriculo-ventriculaires du cœur, nous a rappelé que nous avions observé, il y a quelques années, le même phénomène en faisant l'autopsie d'un homme mort de la pustule maligne. La médication que nous nous étions proposée avait pour but, comme le veut Huxham, de *conserver la texture du sang et le ton des vaisseaux, et de prévenir la dissolution des humeurs*. Les toniques fixes, et particulièrement le quinquina, étaient les médicaments qui nous paraissaient les plus propres à remplir ces indications. Mais tous nos efforts n'ont pu être couronnés de succès. Passons à une autre forme de la malignité.

SEPTIÈME OBSERVATION.

Fièvre catarrhale compliquée d'ataxie.— Accidents dyspnéiques revenant sous le type tierce. — Accidents particuliers causés par la prolongation du quinquina. — Guérison.

Mlle Ch. P... , âgée de 53 ans, rachitique, d'une santé habituellement délicate, d'un tempérament nerveux, sujette à des fluxions rhumatismales qui se jettent quelquefois sur les viscères du bas-ventre et de la poitrine, vint me consulter, le 18 janvier 1842, pour une névralgie faciale du côté gauche, qui, depuis la veille, lui causait des douleurs intolérables et de l'insomnie.

Prescription. — Mouche d'opium à la tempe gauche; pilules d'aconit et de jusquiame; pédiluves de Barèges.

22. La névralgie avait à peu près cédé; la malade n'éprouvait plus qu'un sentiment de pesanteur aux parties de la face qui avaient été affectées.

Le 24, elle me fait appeler; je la trouve couchée et dans un grand abattement moral. Elle m'apprend que la veille elle a éprouvé, à sept heures du soir, un léger frisson suivi d'un mouvement fébrile qui s'était prolongé pendant une grande partie de la nuit. Sensation d'ardeur dans la poitrine; toux sèche revenant par quintes; expectoration rare et difficile. Langue blanchâtre, humide, bouche pâteuse; anorexie; selles ordinaires; pouls médiocrement développé (85); peau sudorale; douleurs erratiques dans les membres et dans le dos.

Prescription. — Diète; potion avec infusion de mélisse; sirop de pavots blancs. Tisane d'orge perlé.

25. Les symptômes se prononcent davantage du côté de la poitrine; râle sibilant au niveau des grosses bronches; redou

blement fébrile à sept heures du soir, pouls 105 ; le frisson avait précédé. La langue présente le même aspect que la veille ; ventre souple et indolore ; les urines sont d'un rouge foncé et contiennent un fort dépôt de mucosités.

Prescription. — Jul. gommeux , deux pilules de cynoglosse.

26-27. En prenant le poignet de la malade, je sens un gonflement assez marqué de cette partie, dont les téguments sont rosés au niveau de l'articulation ; douleur par la pression ; les autres articulations n'offrent rien de particulier ; la toux ainsi que le sentiment d'ardeur dans la poitrine, sont moins prononcés que la veille ; pouls 95 ; rémittence le soir.

Prescription. — Trois paquets de poudre de Dower de 3 décigr. chaque ; potion avec 5 centigr. d'aconit.

28. Abattement notable ; facies décomposé. La garde m'apprend que la nuit a été très-mauvaise, que le frisson qui a débuté à sept heures et demi a été plus marqué que les jours précédents ; il a été suivi d'un accès de suffocation qui a effrayé les assistants ; orthopnée, facies bleuâtre, recouvert d'une sueur froide ; froid aux extrémités ; le poignet gauche est totalement désenflé et indolore ; pouls 110, petit, concentré. La percussion et l'auscultation du thorax, pratiquées avec soin et longuement, ne dénotent aucun indice fâcheux ; le murmure respiratoire est seulement mélangé d'un peu de râle muqueux (cette dernière circonstance est d'autant plus à noter, que le thorax est considérablement déformé par une déviation de la colonne vertébrale ; le sternum bombe en avant en forme de carêne).

Prescription. — Deux vésicatoires aux mollets ; potion avec 6 décigr. de gomme ammoniaque et l'oximel scillitique.

29-30. La nuit du 29 au 30 il y a eu un peu d'agitation, mais sans phénomènes dyspnéiques ; toux , expectoration muqueuse.

30 au matin. Langue saburrale, bilieuse à sa base, goût d'amertume, anorexie, ventre souple. Le soir, à huit heures et demie, frisson considérable (horror), claquements des dents, suivi d'accès de suffocation très-graves ; la malade éprouve alors le sentiment d'angoisse qui lui fait pressentir la mort, lividité de de face.

31. Facies décomposé ; pouls filiforme, 63 ; les extrémités inférieures sont glacées, rien ne parvient à les réchauffer ; sensation pénible accusée par la malade au centre épigastrique ; yeux ternes ; l'ouïe est notablement diminuée : elle peut entendre à peine les interrogations que je lui fais d'une voix très-forte ; quelques plaques d'urticaire, occasionnant un prurit incommode, sont survenues depuis l'accès ; râle muqueux, toux grasse, expectoration muqueuse ; urines plus foncées que les jours précédents, énéorème très-épais.

Prescription. — Lavement avec décoction de valériane, 375 grammes ; sulfate de quinine 60 centigrammes ; extrait de quinquina, 4 grammes. Fomentations de valériane sur le ventre.

Un médecin consultant, appelé la veille, tomba d'accord avec moi sur la nature de la maladie et sur le traitement à employer. Ayant une pratique médicale assez étendue, il me dit que la constitution médicale d'alors semblait favoriser le développement de certains caractères de malignité qui s'associaient aux fièvres catarrhales de la même constitution. Un lavement comme celui de la veille est administré, dans la matinée. Je me rends à huit heures et demie du soir auprès de la malade, avec la crainte de la voir aux prises avec un nouvel accès. A ma grande satisfaction je la trouve dans un état meilleur que je ne l'espérais. A sept heures trois quarts elle avait été saisie d'un frisson, mais moins intense que l'avant-veille ; le stade n'avait duré qu'un quart-d'heure environ. La peau est chaude, le pouls est mou et onduleux et bat 112 fois ;

la respiration n'est point gênée ; cependant la malade dit éprouver une sensation vague mais pénible au niveau du sternum ; pas de céphalalgie ; langue toujours bilieuse ; goût d'amertume.

1, 2 février. État satisfaisant. Continuation des lavements ; à prendre chaque jour deux cuillerées à bouche d'un électuaire avec l'extrait de quinquina jaune et la valériane.

La nuit du 2 au 1 est assez bonne, quoiqu'il y ait toujours un redoublement.

A la visite du matin, je trouve la malade dans un état déplorable : facies cadavéreux, tempes recouvertes d'une sueur froide et visqueuse ; le regard est éteint, l'ouïe est très-obtuse ; la la peau est froide, surtout aux extrémités inférieures qu'aucun moyen ne parvient à réchauffer. Langue blanchâtre ; point de nausées, ventre indolore, respiration entrecoupée, râle sibilant, pouls filiforme et lent, 56 pulsations ; les extrémités inférieures et les lèvres sont bleuâtres, l'haleine est fétide et froide. On m'apprend qu'un lavement de quinine avait été administré dès cinq heures du matin, et que trois quarts d'heure après, la malade avait été saisie d'un frisson auquel avaient succédé des accidents dyspnéiques semblables en tout à ceux qui avaient eu lieu le soir des jours précédents.

Prescription. — Application de peaux de lapins écorchés vivants au centre épigastrique et aux extrémités inférieures ; mixture avec l'infusion de menthe et l'esprit de Mindérérus.

Quelques heures après, réaction commençante ; le pouls se développe ; la chaleur se répand d'une manière générale et procure à la malade une sensation de bien-être : nuit assez bonne.

4. Facies toujours abattu, pouls faible, 65 à 70, peau moite, toux sèche par quintes.

Prescription. — Lavement avec décoction de quinquina et extrait de la même substance, à administrer dsns la journée.

Le soir, à sept heures, je trouve mademoiselle C. P. dans le même état que la veille au matin : état algide des téguments, concentration intérieure ; pouls presque imperceptible, filiforme, 95 à 100. On m'apprend que le lavement prescrit ayant été administré, un frisson violent est survenu une demi-heure après, avec des accès de suffocation qui ont effrayé les assistants au plus haut degré.

A dater de ce jour, suspension des préparations de quinquina. La convalescence n'a point tardé à se manifester, quoique entravée par quelques écarts de régime commis par la malade.

Cette longue observation me paraît avoir un grand ntérêt pratique ; cet intérêt se tire surtout des caractères qui ont signalé le début de cette affection, et des dangers de plusieurs ordres qui sont survenus dans son cours. C'est l'analyse et l'application exacte de pareils faits qui forment surtout le jugement médical des jeunes praticiens. Il y a bien loin de la série des phénomènes qui se sont succédés, pour ainsi dire, pêle-mêle dans cette observation, aux descriptions méthodiques et bien alignées qu'on rencontre dans les livres. En se reportant au début de la maladie, à la constitution du sujet, à la raison, on peut ranger cette maladie dans la classe des *fièvres catarrhales rémittentes*. Endémiques dans la ville de Lyon, ces fièvres y présentent des caractères particuliers qu'on ne retrouve pas dans d'autres parties de la France, à Paris, par exemple ; elles sont associées à une sorte de diathèse rhumatoïde, dont la manifestation a été remarquable dans l'observation précédente. Dans celle-ci, le catarrhe pulmonaire, les douleurs contusives dans les membres, l'anorexie, le dépôt des urines, étaient d'ailleurs des signes particuliers à la fièvre catarrhale, et à cette fièvre se sont surajoutés des signes pernicieux qui ont été d'abord trompeurs. La coïncidence de la disparition de la fluxion rhumatoïde avec l'apparition de l'accès dyspnéique, me reporta de suite à l'idée de l'asthme goutteux, tel qu'il a été si bien décrit par Barthès. Le second accès, plus intense que le précédent, vint m'apprendre que je m'étais trompé ; il fut marqué, comme on a pu le voir, d'un symptôme qui dénote toujours quelque chose de dangereux dans les maladies, la perte d'un sens, de l'ouïe. Un de nos collègues et amis, le docteur Peyraud, médecin de l'Hôtel-Dieu, lut, il y a quelques mois, à la Société médicale d'Émulation, une observation fort intéressante de fièvre intermittente pernicieuse, dans le cours de laquelle on vit survenir successivement l'abolition de plusieurs sens ; chaque accès semblait ôter au malade une des conditions de sa vie de relation. Dans le fait qui nous est personnel, le troisième accès fut évidemment bridé par des lavements de quinine.

Quant aux seconds accès, ils ont été de toute autre nature. On a pu remarquer qu'ils ne revenaient plus d'une manière régulière, mais indifféremment à toutes les heures, et qu'ils suivaient de très-près l'administration du quinquina. Dès que l'usage de cette substance eut été suspendu, les derniers accidents cessèrent. Ceci donne une pleine confirmation aux observations de M. Bretonneau, qui, le premier, a constaté ces effets particuliers de l'écorce du Pérou. L'observation de chaque jour, dit-il, prouve que le quinquina, donné à hautes doses, détermine chez un grand nombre de sujets un mouvement fébrile très-marqué. Loin de céder

à de nouvelles et à de plus fortes doses de quinquina,
la fièvre, causée par l'administration du principe actif,
ne manque pas d'être exaspérée[1]. Notons encore que,
chez notre malade, la fièvre a revêtu quelques-uns des
symptômes fâcheux qu'elle avait éprouvés antérieurement. Une semblable coïncidence est un fait très-grave,
et doit souvent engager le praticien à renoncer à un
principe très-sage d'ailleurs, envisagé d'une manière
générale, savoir, qu'il faut prolonger l'administration
du quinquina quelque temps après la disparition des
accès.

HUITIÈME OBSERVATION.

Fièvre catarrhale ataxo-adynamique. — Symptômes graves ; paralysie de
la paupière supérieure gauche ; délire et adynamie pendant 10 jours. —
Emploi du julep musqué de Fuller ; guérison.

Catherine Brun, laveuse, âgée de 25 ans, nourrice depuis
onze mois, entre à l'hôpital le 8 octobre 1843. Cette femme
d'un tempérament lymphatique, d'une constitution médiocrement forte, est malade depuis un mois. A partir de cette
époque, perte d'appétit, diarrhée, faiblesse croissante, frissons
irréguliers. L'allaitement a été suspendu il y a huit jours seulement. La malade est la première à indiquer comme causes
de sa maladie, la misère et les privations de tout genre.

Examen d'entrée. — Stupeur ; hésitation dans les réponses ;
ouïe obtuse ; délire nocturne ; langue rouge et sèche ; ventre
ballonné et douloureux à la pression ; selles liquides involon-

[1] Voyez l'ouvrage de MM. Trousseau et Pidoux, *Matière médicale*,
art. *Quinquina.*

taires ; pouls petit 115 ; peau chaude et sèche ; toux fréquente; expectoration spumeuse, râle sibilant général.

Prescription. — Vésicatoire aux deux bras ; potion gomm. Sirop de tolu et diacode ; tisane de bouillon blanc.

9, 10. Même état qui tend à s'aggraver.

11. Délire continuel ; pouls filiforme 130. La paupière supérieure gauche est constamment abaissée sur l'œil, tandis que celle du côté opposé conserve ses mouvements. L'adynamie est à son comble. Lorsque le malade ouvre la bouche pour montrer sa langue, la mâchoire inférieure éprouve un tremblement spasmodique.

Prescription. — Deux vésicatoires aux jambes ; julep musqué de Fuller. Tisanne vineuse.

Cet état persiste jusqu'au 24 ; à dater de cette époque le délire cesse, le facies redevient meilleur, l'œil gauche s'entr'ouvre comme le droit. Suspension du julep musqué qui est remplacé par une potion tonique. La convalescence franche a lieu dès le commencement de novembre ; et dans les derniers jours de ce mois, la malade quitte l'hôpital.

Nous avons eu précédemment sous les yeux un cas dans lequel les accidents pernicieux se traduisant par des accès d'asthme, de suffocation, n'étaient point, dès le début, tellement tranchés, pour qu'on pût de suite leur assigner leur véritable valeur clinique ; mais quelquefois cette difficulté de diagnostic s'élève à un très-haut degré, par exemple, lorsqu'une fièvre pernicieuse, sous forme dyspnéique, attaque un individu déjà sujet à des accès de suffocation, à de la dyspnée ; c'est seulement alors par l'analyse délicate de certaines particularités symptomatologiques, qu'il sera possible d'apprécier la nature propre de l'affection intercurrente et de la dégager des

signes particuliers à la maladie antérieurement exis-
tante. Voici un exemple propre à révéler cette difficulté
de diagnostic.

NEUVIÈME OBSERVATION.

Lésion organique du cœur. — Accès de fièvre intermittente pernicieuse
pendant le séjour de la malade à l'hôpital ; forme pneumonique. Mort
au troisième accès. — Signes d'apoplexie pulmonaire révélés à l'autopsie ; épaississement des valvules sigmoïdes.

Henriette Batta, femme de ménage, âgée de 45 ans, née
en Savoie, est couchée au n. 102 des quatre rangs. Cette
malade, d'un tempérament lymphatico-nerveux, d'une constitution faible, a cessé d'être réglée depuis un an. C'est à
partir de cette époque qu'elle est devenue sujette à des palpi-
tations, à des accès d'asthme. Depuis dix jours, ces symptômes, ayant pris de l'intensité, elle s'est décidée à entrer à
l'hôpital.

Etat actuel. — Facies pâle et un peu bouffi ; lèvres cyanosées ; *frémissement cataire* perçu par la main appliquée à la
région précordiale. L'oreille y perçoit un bruit de frottement
existant particulièrement pendant le second bruit. L'impulsion
de l'organe est faible, la percussion ne révèle pas d'hypertro-
phie. Le thorax est sonore dans toutes ses régions ; un peu
de râle muqueux au niveau des grosses bronches. Pouls irrégulier, tremblant. Les jambes sont œdémateuses.

23 septembre 1842. Matin, même état que la veille. Le
soir, à deux heures et demie, la malade éprouve un accès de
suffocation, pendant lequel *une douleur pongitive violente,
se manifestant au-dessous du sein droit,* lui arrache des cris
perçants. Son visage est fortement décomposé, au dire des

assistants. Son crachoir contient un . peu de sang vermeil et écumeux qu'elle a rendu à la suite d'une quinte de toux.

24. A la visite du matin, cette femme, en nous rendant compte de l'accès éprouvé la veille, nous dit qu'elle s'est sentie mourir ; qu'elle *appréhende beaucoup une nouvelle crise*. A deux heures, elle *ressent un frisson à la tête*, et bientôt après, apparition de la même douleur que le jour précédent ; angoisse, orthopnée, facies très-décomposé, cadavéreux ; pouls misérable, 105. A six heures du soir, sueur visqueuse. Quatre heures de sommeil la nuit.

25. A quatre heures du matin, un lavement avec l'extrait de quinquina, et six décigrammes de sulfate de quinine en pilules prises de quart d'heure en quart d'heure, ont été administrés. Le matin, à la visite, la malade est fort calme. A 3 heures du soir, elle râlait son dernier souffle.

Les accidents avaient débuté comme précédemment.

AUTOPSIE 24 HEURES APRÈS LA MORT.

La substance cérébrale est piquetée ; les vaisseaux des méninges sont gorgés de sang. En découvrant le poumon droit, nous remarquons à sa surface antérieure et inférieure, deux larges taches noirâtres de 7 cent. de surface, qui paraissent être des foyers apoplectiques. En les incisant, nous trouvons la substance pulmonaire imperméable et remplie de caillots fibrineux, semblables à de la gelée de groseille, et qui se détachent par le lavage. Tout autour le poumon est sain, ainsi que celui du côté gauche. Le cœur est d'un volume normal, mais les valvules sygmoïdes de l'aorte et de l'artère pulmonaire offrent, vers leurs bords adhérents, de petites tumeurs fibreuses arrondies, dures, du volume d'un pois. Les orifices ventriculaires sont sains. Le foie est gorgé de sang ; la rate est petite et très-dure. L'estomac et les intestins ne présentent rien de particulier.

La forme que cette maladie a revêtue est évidemment la *forme pneumonique* décrite pour la première fois par Morton [1], et ensuite par Lautter. Ce frisson léger qui, à chaque début de l'accès, parcourait la tête de la malade ; cette douleur pongitive, térébrante, ressentie à la partie inférieure du thorax, et existant à peine le matin ; enfin, plus que tout cela, le défaut de proportion entre l'état de bien-être où se trouvait cette malade vers la fin de la nuit et le commencement du jour, et l'état d'angoisse et de souffrance où elle était rapidement jetée ; tous ces signes, dis-je, étaient bien suffisants pour faire saisir le génie pernicieux de la maladie. L'ouverture cadavérique a d'ailleurs pleinement confirmé ce diagnostic, en présentant aux regards une altération profonde du tissu pulmonaire, à l'endroit même d'où s'irradiait la douleur pendant la vie, altération qui, si elle eût été constante, n'aurait point manqué de se signaler chaque matin. Mais produite et entretenue par la périodicité de l'accès, elle naissait et disparaissait avec lui [2].

(1) Op. omn., Hist., xxi.

(2) La forme la plus redoutable de la malignité, sur laquelle l'imperfection de nos connaissances ne nous permet pas de nous étendre beaucoup, est celle qui préside à quelques *morts subites*, où les sujets les plus robustes, les plus sains sont emportés en peu d'instants. Les commémoratifs touchant les individus qui en sont victimes, ne permettent point de songer ni à une attaque d'apoplexie, ni à une rupture anévrysmale, ni enfin à toute autre lésion organique mortelle ; dans ces cas on impute souvent la mort à une *fièvre insidieuse*, et cela avec forte raison. Ces morts se rattacheraient aux affections intermittentes pernicieuses à à courtes périodes. Dans un très-bon travail sur ces dernières maladies,

F. THÉRAPEUTIQUE ; EMPLOI DES PRÉPARATIONS MUSQUÉES ;
OBSERVATIONS.

Dans un prochain mémoire sur le traitement rationnel des fièvres graves, j'embrasserai tous les faits relatifs à cette importante question ; j'analyserai tous les sujets d'indications : aujourd'hui, je me borne à faire suivre celui-ci de réflexions et de recherches nouvelles sur l'emploi thérapeutique du Musc. Des observations nombreuses m'ont démontré récemment que cette substance est un des remèdes les plus efficaces qu'on puisse opposer aux accidents produits par la malignité, soit que celle-ci domine toute la scène morbide, soit qu'elle ne soit qu'un accessoire qui entrave la marche de la maladie principale. Mais, hâtons-nous de le dire, les succès quelquefois prodigieux que l'on peut retirer de son emploi, exigent que cette substance soit administrée dès la première apparition des phénomènes *d'ataxie et de malignité*. Il ne faut point attendre que toutes les sympathies physiologiques soient dénaturées. Ici, posons un précepte d'une importance majeure, relatif à la thérapeutique générale des fièvres malignes. Toutes les fois que la malignité est reconnue, même à de très-fai-

---

le docteur Mélier a parfaitement prouvé que la *durée* de l'accès et de l'intermittence pouvait être excessivement variable. Or, dit-il, que cette alternative, cette succession de deux états s'accomplisse lentement, en un jour ou plusieurs jours, ou rapidement en quelques heures, je n'y vois qu'une différence de temps et rien de plus ; la période est longue dans un cas, elle est courte dans l'autre, mais au fond c'est le même principe, et, pour me servir du langage usité dans une autre école, c'est le même élément qui y préside, l'élément de l'intermittence (*Mémoires de l'Académie royale de Médecine*, t. X, p. 553).

bles indices, on doit s'empresser de lui opposer une médication uniforme, sans mélange d'autres méthodes de traitement. Si l'on débute, comme cela a lieu trop souvent, par des antiphlogistiques, on s'expose soit à augmenter l'intensité de viciation des lois vitales, soit à se priver des réactions ultérieures. C'est ce qui a fait dire à Hildenbránd, à propos du typhus : « Il ne faut jamais perdre de vue que c'est surtout d'une méthode de traitement convenable, et du ménagement des forces vitales dans la période d'inflammation, que dépend l'état du malade pour les époques suivantes ; car il est extrêmement difficile d'améliorer les forces vitales, lorsqu'un mauvais traitement leur a fait perdre leur direction nécessaire [1]. » Les fausses apparences d'un état inflammatoire, dit très-bien Pinel, qu'une fièvre lente nerveuse présente quelquefois les premiers jours, ne doivent point faire prendre le change, *surtout si on remonte aux causes antérieures qui sont toujours d'une nature débilitante*. Les douleurs, même de poitrine, qu'éprouvent les malades, ou l'oppression qu'ils ressentent à la région précordiale, sont des affections nerveuses, et ne demandent que l'usage des stimulants et des toniques [2]. Quelle impression pénible on éprouve, lorsqu'on considère que ce passage si sensé, si judicieux de l'auteur de la nosographie, est pourtant un de ceux qui, pendant vingt ans, ont été le plus tournés en ridicule, dans les livres de Broussais et de ses sectateurs ! Et l'on osait parler alors de rénovation de l'art ! L'emploi opportun et sagement combiné des nervins et des toniques, est le palladium de la pratique dans les fièvres ataxo-ady-

[1] *Traité du typhus contagieux*, page 108.
[2] *Nosograph. phylosoph.*, t. I, p. 266.

namiques. Les préparations musquées agissent efficace ment dans les cas d'incohérence nerveuse, et introduisent, selon l'expression très-heureuse de Sarcone, *dans la machine un principe de calme et de repos.* Je suis presque tenté de dire que le musc est à l'ataxie ce que l'opium est à la douleur, c'est-à-dire un sédatif rarement impuissant. J'ai vu les symptômes les plus formidables , *le hoquet,* par exemple, tomber comme par enchantement devant une prise de musc : « Si quis in laboriosâ « febre singultiat, vel obstupescat, morbo laborat pes- « simo. » (Hippoc., *coac. prœnot.*, lib. 1, 5, 47).

DIXIÈME OBSERVATION.

Symptômes ataxo-adynamiques ; délire nerveux ; convulsion ; hoquet ; administration du musc ; guérison.

Thérèse Mallet, passementière, âgée de 20 ans, est amenée dans la salle Montazet, dans l'état suivant : délire continuel depuis la veille ; facies très-pâle , yeux à demi fermés , le globe de l'œil est tourné en haut ; contracture des poignets ; pouls petit, serré, 110 ; réfrigération générale. Lèvres et dents fuligineuses ; langue enduite d'une couche noire comme du charbon ; hoquet ; tressaillements convulsifs. En présence de cette scène d'agonie, je fus sur le point de ne rien prescrire, et de laisser cette femme mourir en repos. Cependant, comme les personnes qui l'avaient amenée me répétèrent qu'elle était tombée dans cet état la veille seulement ; qu'elle était auparavant assez bien portante, que le délire était survenu à la suite d'une vive émotion morale, je me décidai à tenter un moyen, et l'emploi du musc vint à mon esprit.

Prescription. — Julep avec l'eau distillée de tilleul, 6 déci-grammes de musc et sirop de pivoine. Linges chauds promenés sur le ventre et sur les cuisses.

Je fis cette prescription uniquement pour l'acquit de ma conscience, et sans conserver le moindre espoir. A la visite du soir, je retrouvai cette malade complètement métamorphosée; le délire l'avait quittée depuis une heure; les phénomènes graves avaient disparu; la langue commençait à s'humecter. Thérèse Mallet fut bientôt guérie et put quitter l'hôpital cinq jours après. Quelle que soit ma haute confiance dans les ressources de la nature, je ne puis laisser à celle-ci l'honneur d'une semblable cure, et j'en revendique tout le mérite au profit de l'art. Piquer, en parlant du hoquet qui survient dans le cours des fièvres malignes, dit qu'il n'a pas trouvé pour le guérir de remède plus efficace que le julep musqué de Fuller (1).

ONZIÈME OBSERVATION.

Fièvre ataxique; — délire; — érotomanie; — emploi du musc; — guérison.

Marie Mérieux, fille âgée de 22 ans, ouvrière dans le couvent de St-Michel, d'où elle ne sort jamais, entra le premier septembre dans la salle des femmes fiévreuses, et fut couchée au n. 92. Cette malade, d'un tempérament lymphatique, d'une constitution détériorée, est née d'une mère morte atteinte d'aliénation mentale; elle s'est livrée à la masturbation. Depuis deux mois, les personnes avec lesquelles elle a des rapports, ont noté chez elle quelques bizarreries de

(1) *Loc. cit.*, page 157.

caractère et une certaine surexcitation nerveuse. Enfin, il y a huit jours, perte d'appétit, délire roulant en partie sur des sujets graveleux ; diarrhée, etc.

Examen d'entrée. Facies égaré, menaçant, mouvements spasmodiques brusques ; l'agitation est beaucoup plus prononcée lorsque des personnes du sexe masculin approchent de son lit ; elle ne répond que par des injures lorsqu'on cherche à l'interroger. Langue sèche, enduit très-épais à sa base, rougeur vive à sa pointe ; ventre indolore, diarrhée modérée. Soif vive, peau chaude, aride, pouls petit, très-fréquent, 135.

Prescription. — Potion avec l'infusé d'arnica ; 40 centig. de musc en poudre ; sirop d'œillet ; tisane de tilleul et de feuilles d'oranger.

2. Le soir, mieux très-prononcé, physionomie moins inquiète ; elle répond avec justesse à deux ou trois questions qu'on lui adresse ; mais il n'est pas possible de lui en faire d'autres ; sa raison s'égare alors. Le pouls est toujours très-fréquent.

Même prescription. Lavement avec décoction de valériane, 375 grammes ; extrait de quinquina, 4 grammes ; teinture de castoréum, 2 grammes.

3. Agitation la nuit ; assez de calme à l'heure de la visite ; le pouls est un peu relevé et moins fréquent que les jours précédents (110) ; langue toujours sèche ; six selles dans la journée d'hier.

Prescription. — Ut suprà.

4 et 5. Amélioration notable ; facies à peu près naturel ; la langue se dépouille de son enduit ; elle est moins rouge ; le dévoiement a cessé. Faiblesse accusée par la malade qui demande avec instance des aliments.

Prescription. Ut suprà ; bouillon de bœuf, vin de Bordeaux.

6. Convalescence. Quart de rôti.

7. Elle se lève quelques instants.

12. Sort de l'hôpital.

Ce délire aigu fébrile était essentiel ; il était sous la dépendance d'une perversion de la sensibilité générale de la malade, perversion qui était elle-même le résultat de l'hérédité et de mauvaises habitudes. Le musc qui a agi avec tant de promptitude dans ce cas, qui a apaisé, comme par enchantement tous les symptômes désordonnés, se trouvait parfaitement indiqué.

DOUZIÈME OBSERVATION.

Fièvre ataxo-adynamique ; association de signes funestes ; délire, soubresauts des tendons, contracture des poignets ; prostration radicale ; emploi du musc et des toniques ; guérison.

J. Payan, ouvrière en soie, âgée de 19 ans, mariée depuis un mois, est couchée au n. 14 de la salle Montazet, le 5 septembre 1842. Cette femme, d'une constitution délicate, d'un tempérament lymphatique nerveux, a éprouvé de violents chagrins et a subi de mauvais traitements de la part de son mari. Elle est malade depuis douze jours et a commencé par ressentir de la céphalalgie et une grande faiblesse ; quelques jours après elle a été prise de fièvre et de diarrhée.

Examen d'entrée : facies abattu, très-pâle, parole lente, pénible, entrecoupée, dyspnée, lèvres sèches, dépouillées de l'épiderme, langue d'un rouge vif, épigastre et abdomen indolents ; diarrhée très-fréquente, séreuse ; pas de trouble physique de la respiration ; pouls très-fréquent, et assez fort ; peau chaude, aride ; urines rares ; cuisson.

Prescription : Décoction blanche de Sydenham ; lavement amidoné ; tisane de riz.

6, 7. Facies très-pâle, yeux hagards, rêvasseries continuelles, délire la nuit, prostration complète ; diarrhée moins abondante que les jours précédents ; le pouls donne 125.

Prescription. — Musc en poudre, 6 décigrammes, camphre, 6 décigrammes pour 12 pilules, une toutes les heures ; infusion de mélisse et de camomille.

8, 9. Plus de délire ni de rêvasseries ; assoupissement continuel, yeux entrouverts ; on n'aperçoit que le blanc de cet organe, la pâleur de la face est toujours remarquable. Jusqu'au 16, le mieux, quoique fort incomplet, se soutient, la diarrhée tantôt se supprime, tantôt apparaît de nouveau. Le pouls reste toujours fréquent.

16 au soir. Délire ; facies empreint de stupeur ; pouls petit, serré ; très-fréquent, 130. Les poignets sont fortement contracturés, et il est impossible de relever les doigts de la paume de la main.

Prescription. — Une pilule musquée toutes les demi-heures ; lavement avec décoction de serpentaire de Virginie et 4 gr. de quinquina ; tisane de quinquina et sirop de cachou.

17, 18. Les symptômes de la veille se sont en partie dissipés ; les mains sont toujours crispées. La malade nous dit ressentir des frissons à chaque instant. Assoupissement habituel pendant lequel les yeux restant toujours entr'ouverts donnent à la physionomie un caractère effrayant.

Prescription. — *Ut suprà.* Électuaire avec extrait de valériane et de quinquina ā ā 4 grammes, à prendre deux cuillerées à bouche dans la journée.

20, 21. Les accidents ne se sont point renouvelés ; il y a du calme ; seulement l'ouïe de la malade est très-obtuse ; ses poignets sont toujours contracturés ; la faiblesse est toujours extrême.

Continuation des mêmes moyens, moins les pilules musquées.

24. A partir de ce jour la convalescence tend à s'établir, il ne reste plus de tous les graves désordres fonctionnels précédents qu'une adynamie très-prononcée que nous combattons au moyen d'une nourriture analeptique. Le 2 octobre, J. Payan est sortie guérie de l'hôpital, mais elle n'avait point encore recouvré l'intégrité de l'audition et des mouvements des doigts qui étaient encore raides.

Cette observation peut être rapprochée de la seconde de ce mémoire, dans laquelle les phénomènes ataxiques ont été si remarquables. Dans l'une comme dans l'autre, les lésions fondamentales siégeaient dans les systèmes moteurs et sensisifs; mais dans celle-ci, ces lésions ont été plus nombreuses et ont eu une persistance plus marquée. L'adynamie, le délire, les soubresauts des tendons, la contracture des poignets, des muscles, du globe de l'œil, formaient une association de signes redoutables. Ils le devenaient bien plus encore, lorsqu'on les envisageait dans leurs relations avec les troubles de la vie organique présentés par nôtre malade : pâleur effrayante de la face, frissons irréguliers, diarrhée persistante, pouls d'une extrême fréquence. Alibert considérait comme un symptôme *très-fatal*, la contraction spasmodique de l'œil, qui dirige la pupille en bas et en dedans, au point de ne laisser paraître que le blanc de cet organe [1]. Les pilules musquées administrées dans le même temps où ces symptômes existaient avec le plus d'intensité, ont exercé, comme dans l'observation di-

(1) *Traité des fièvres pernicieuses*, page 205-1820.

xième, l'influence la plus favorable. Le calme n'a pas tardé à renaître ; et de tous les accidents de cette scène morbide, il n'est resté à la fin, qu'une grande prostration qui devenait l'élément capital de la maladie. Cependant cette femme, en quittant l'hôpital, conserva quelques vestiges du trouble profond, des graves atteintes portées à son organisme. La crispation de ses doigts, l'intensité fonctionnelle moindre de l'ouïe étaient comme des témoignages du danger qu'elle avait couru (1).

Les préparations musquées ont aussi un grand avantage dans les fièvres typhoïdes compliquées d'ataxie ou de malignité. Comme nous l'avons déjà remarqué, il y a une connexion évidente entre l'état putride et l'état malin, connexion que Sarconne a fort bien établie avec sa sagacité ordinaire. « Il est très-constant, dit-il, que toutes les fois qu'il y a substance putride, il y a ou *stupéfaction du vis vitæ ou convulsion* ; car il est absolument impossible qu'il y ait dans les vaisseaux une vapeur putride qui circule avec la masse commune et que cette vapeur n'affecte point les nerfs et les organes du mouvement. Si l'on révoque en doute cette vérité, nous ne pourrons plus ni nous entendre nous-mêmes, ni communiquer aux autres la représentation de ces progrès surprenants et rapides que font en nous les substances putrides, ou de ces évènements inespérés qui nous

---

(1) Depuis quelques mois nous avons commencé des essais sur *l'ambre gris* comme succédané du *musc*, et nous avons lieu d'en être satisfait. Cette substance, peu employée en thérapeutique, nous paraît jouir d'une vertu sédative particulière. Il est fâcheux que sa cherté ait éloigné les praticiens d'en faire un plus fréquent usage. Du reste nous nous proposons de publier incessamment nos recherches à cet égard.

étonnent et que nous admirons dans les crises et les révolutions auxquelles la machine est sujette dans les maladies aiguës. » Aussi le praticien de Naples attachait-il une grande importance à combattre par des moyens appropriés cet éréthisme général, cet état convulsif qui domina si fortement dans la terrible épidémie dont il fut le plus scrupuleux observateur. De là, ajoute-t-il, l'extrême avantage des doses modérées des remèdes opiatiques et nervins, *et surtout du musc odorant,* lequel seul et simple opérait la crise désirée. C'était une chose agréable que de voir les malades qui étaient en convulsion, passer graduellement d'un paisible repos à un assoupissement si durable, qu'on les voyait quelquefois rester assoupis pendant des heures entières, et même pendant quelques jours. Ensuite, le pouls commençait à devenir ondulant et sensiblement accéléré ; la peau se couvrait, à diverses reprises, d'une sueur chaude, générale et souvent puante ; les urines commençaient à s'échapper avec facilité, et à paraître saturées d'une matière blanchâtre ; le bas-ventre se déchargeait de selles putrides, ou d'une sorte de sérosité sale et très-puante [1]. Plus d'une fois nous avons eu l'occasion de vérifier expérimentalement ces observations de Sarconne. Nous avons recueilli, dans l'espace de quatre mois, six observations de fièvres typhoïdes compliquées d'ataxie, de phénomènes nerveux très-désordonnés, dans lesquelles l'emploi du musc a dégagé en quelque sorte la maladie principale de ces accidents intercurrents, et l'a réduite à un état de simplicité. Il en a été de même dans deux cas de variole confluente, compliqués au

____

(1) *Loc. cit.*

début de la période d'éruption, de délire, de jactitation et de mouvements convulsifs. Le musc, administré sous forme pilulaire à la dose de 15 centigrammes, toutes les heures, à la première apparition des phénomènes ataxiques, a ramené l'organisme à un rhythme de calme et de régularité, au milieu duquel l'affection primitive a parcouru ses périodes. Nous nous proposons de revenir dans un prochain mémoire sur les fièvres typhoïdes et sur les petites véroles malignes ou ataxiques dont le danger réclame l'accomplissement d'indications spéciales.

Depuis la première publication de ce mémoire dans la *Revue Médicale*, l'observation clinique nous a présenté d'autres faits confirmatifs des propositions qui viennent d'être énoncées. Bien des fois nous avons été surpris de la rapidité avec laquelle la substance que nous préconisons, dégageait, dans la première période des fièvres graves, le cortége de symptômes graves et dangereux, simplifiait la marche d'un état morbide dont les débuts semblaient insidieux et menaçants. L'observation suivante en est une preuve palpable.

TREIZIÈME OBSERVATION.

Fièvre ataxo-adynamique ; épistaxis abondantes au début ; agitation, délire ; prostration radicale ; amélioration rapide succédant aux premières doses de musc. Convalescence franche.

Suzette Raffin, âgée de 16 ans, ouvrière en soie, est couchée, le 24 octobre 1843, au numéro 89 de la 3ᵉ salle des femmes fiévreuses. Cette jeune fille, d'un tempérament lymphatico-nerveux, d'une constitution médiocrement forte, non encore réglée, est malade depuis trois jours ; elle attribue sa maladie à une promenade par un temps humide. Au début, frissons ; céphalalgie ; brisement général ; douleur vive dans les lombes ; toux fréquente sans expectoration ; insomnie ; inappétence ; constipation. Ces symptômes ont persisté, et à son entrée la malade présente l'état suivant : air d'abattement et de souffrance ; lenteur dans les réponses ; ouïe obtuse ; céphalalgie occipitale ; insomnie ; décubitus dorsal ; langue d'un rouge vif ; appétit nul, l'épigastre et la région splénique sont le siège de douleurs qui augmentent par les longues inspirations. Constipation. Rien d'anormal du côté des poumons ; la respiration est un peu courte et saccadée ; le pouls est fort et fréquent, 115. Epistaxis abondante hier au soir.

Prescription. — Tisane d'orge miellée ; potion avec l'eau de tilleul et 25 milligr. d'extrait de belladonne.

25. Assoupissement continu ; épistaxis ; délire la nuit et le soir.

Prescription. — Deux vésicatoires aux mollets. *Ut suprà.*

26. Délire continu ; yeux fermés ; agitation ; pouls 130 ; peau sèche ; sudanima sur le ventre et à la partie supérieure de la poitrine. Deux selles liquides dans la journée d'hier. Soif vive.

Prescription. — Mélange de solution de sirop de groseilles et de vin de Malaga ; potion avec l'infusion de mélisse et 4 gr. d'extrait de quinquina et de thériaque.

27, 28. Même état ; rémittence très-marquée le soir.

29. Délire ; prostration ; facies d'un rouge foncé ; pouls petit irrégulier, etc.

Prescription.— Six pilules dans chacune desquelles entrent 5 centigr. de musc et 10 centigr. de camphre.

30. Plus de délire ; chaleur moins âcre. — La maladie dès ce jour parcourt ses périodes avec régularité. Convalescence à dater du 8 novembre. — Sortie le 17.

Telles sont les idées capitales que j'étais désireux de faire prévaloir dans ce premier mémoire. En étudiant la malignité en tant que sujet essentiel d'indication , j'ai eu pour but de fixer l'esprit des cliniciens sur cette grave aberration des lois pathologiques, qui conduit à la mort tant de victimes, et souvent à l'insu des praticiens. C'est que ces derniers s'écartent alors des sentiers de l'observation hippocratique ; qu'ils oublient d'embrasser dans une vaste synthèse toutes les expressions morbides, d'en étudier les tendances, les directions, ou pour mieux dire la *providence*, selon l'expression même d'Hippocrate. Que d'autres affirment encore que les progrès de la clinique, les perfectionnements de l'art de guérir sont liés à l'observation des faits de détail, à des études morcelées ! Quant à nous, tout en reconnaissant la légitime importance de celles-ci, tout en désirant que chaque médecin s'y exerce, nous les subordonnons à l'étude de l'influence dynamique des différentes parties les unes sur les autres. Elle seule forme le bon praticien , et fournit des indications précieuses. C'est donc vers elle que , de nos jours, doit se diriger l'enseignement clinique. Cet enseignement sera destiné à peupler la profession médicale d'hommes aussi habiles dans l'art *du pronostic* que dans celui du diagnostic local. L'habileté dans l'art du pronostic est la qualité qui décèle le mieux le médecin supérieur. Et cela n'a rien d'étonnant, puisqu'elle suppose le plus haut degré de pénétration dans les mystères de l'organisme, qu'il soit possible à nos faibles esprits d'atteindre.

APPENDICE.

Depuis la première publication de ce mémoire, de nombreuses observations nous ont fourni une nouvelle consécration aux principes émis précédemment. Nous avons retiré de précieux avantages de l'emploi du *musc* et de *l'ambe gris*, dans tous les cas où les accidents *ataxiques et malins* avaient la prédominance. *L'ambre gris*, comme nous l'avons déjà remarqué précédemment, a une propriété névro-sthénique.

Voici une formule que nous avons souvent employée avec succès dans les fièvres ataxoadynamiques :

Infusion de menthe et de melisse . .	130 grammes.
Teinture de safran.	2 —
Musc en poudre.	6 décigr.
Sirop de quinquina	35 grammes.

Une cuillerée toutes les demi-heures. Au lieu du musc on peut ajouter la même dose d'ambre gris.

Dans les fièvres graves de mauvais caractère que nous avons eues à traiter à l'Hôtel-Dieu, l'été dernier, nous nous sommes bien trouvé de l'emploi de la potion suivante, que nous engageons les praticiens à ne pas

dédaigner à cause de son aspect un peu polyphar-
maque :

Eau distillée d'arnica.	
id. de serpentaire de Virginie . . .	
id. de scabieuse	32 gram.
id. de canelle orgée	
Extrait sec de quinquina	2 —
Rhum de la Jamaïque	15 —
Sirop de quinquina	48 —

On la fait prendre à la glace et par cuillerées de trois
en trois heures. Pour tisane nous donnions une solution
de sirop de groseilles avec partie égale de vin de Malaga. Quelquefois même, lorsque la chaleur était excessive, nous la faisions frapper de glace. Les malades
buvaient toujours avec plaisir de cette solution. Dans
la période tout-à-fait adynamique, nous avons eu re-
cours à un moyen que les anciens préconisaient beaucoup, et qui nous a paru avoir une influence favorable sur
le réveil de la vitalité ; ce sont les *épithèmes toniques et
aromatiques*, maintenus à demeure sur le creux de l'estomac. On faisait bouillir ensemble de l'écorce de quinquina, de serpentaire, avec des plantes fortement aromatiques, telles que la sauge, le romarin, le serpolet.
On réduisait cette masse en pulpe et on en faisait des
cataplasmes qu'on appliquait sur le ventre, à l'endroit
que les anciens nommaient *hypomochlion*, le centre de
la vie végétative.

Nous n'avons qu'à nous féliciter du jugement qu'a
porté sur notre mémoire un des meilleurs journaux de

médecine, un des plus avancés. Voici comment s'exprime sur son compte *la Gazette médicale de Paris* (1843, p. 824) : « Ce titre (*la malignité*), qui eût fait sourire, il y a quelques années, tout médecin anatomiste sous les yeux duquel il fût tombé, sera lu avec intérêt par tous ceux qui, ayant suivi avec attention la marche des maladies fébriles au lit du malade, n'ont pas trouvé dans les lésions organiques, observées après la mort ou supposées pendant la vie, des explications suffisantes pour tous les phénomènes normaux ou anormaux survenus pendant leur cours. C'est qu'on reconnaît aujourd'hui qu'il ne suffit plus au médecin éclairé d'avoir étudié seulement les organes et leurs lésions, il doit aussi se familiariser avec les formes qui les régissent et avec les divers états qui résultent de l'action des différentes causes sur l'économie. C'est ce que propose de faire M. Devay.... Les opinions émises dans le premier mémoire de l'auteur, maintenues dans certaines limites, doivent bien certainement éclairer le praticien, et précisément dans les cas les plus graves ou plutôt les plus embarrassants pour ceux qui mesurent toujours le degré ou la gravité de la maladie à l'étendue, en surface et en profondeur de la lésion constatée ou supposée, et qu'ils considèrent souvent comme primitive dans beaucoup de cas où elle n'est, au contraire, que consécutive. »

Cependant ce serait s'abuser beaucoup, sur le compte de l'esprit médical du jour, que de prétendre à toutes les approbations, à toutes les sympathies. L'école organicienne, tout en se trouvant en complète décadence, conserve encore çà et là quelques sectateurs qui, hors ce qui se touche, ce qui se passe sur le cadavre, ne voient que ténèbres en médecine. Nous n'avons jamais compté sur la conversion de ces médecins placés à un point de vue si différent du nôtre, et habitués à d'autres méthodes. Les organicistes ou matérialistes en médecine, dont le système était caractérisé par Bordeu comme le « *fruit d'une imagination détraquée et libertine,* » meurent d'ordinaire dans l'impénitence finale. C'est au système qu'il faut s'en prendre; il faut restreindre chaque jour le nombre de ses partisans, en promulguant les saines doctrines, et en les remettant en honneur.

C'est avec plus d'étonnement que nous avons lu dans la dernière livraison du *Compendium de médecine pratique,* le passage qui suit, où il est parlé avec assez de légèreté *des fièvres malignes.* MM. les rédacteurs de cet ouvrage estimable à beaucoup d'égards, nous semblent avoir apporté beaucoup d'irréflexion dans la composition de l'article consacré aux fièvres présentant les caractères de la malignité. « N'insistons pas plus longtemps, disent-ils, sur une dénomination qui n'a jamais eu aucun sens précis, et qui est entièrement abandonnée aujourd'hui (t. v, p. 590). » On croirait que ces auteurs *pensent vraiment ce qu'ils viennent d'écrire ;* eh bien ! qu'on se détrompe; le passage suivant (extrait de la même livraison), va nous montrer qu'il n'en est rien ; ces messieurs sont de vrais hippocratistes. « En sachant interpréter, disent-ils, d'une manière physiologique et conforme aux connaissances que l'on possède aujourd'hui, les mots de *malignité* et de *putridité,* on peut très-bien s'entendre sur leur véritable signification pathologique; ils valent bien l'expression *d'état typhoïde* qu'on leur a appliquée plus récemment (p. 512). »

Nous ne trouverions, nous-même', rien de mieux à objecter pour maintenir dans les cadres de la pathologie cette classe de fièvres, sur laquelle l'illustre Fernel a versé tant de lumières [1].

(1)Joann. Fernelii. *Universa medicina* 1556, lib. IV, cap. VII, p. 26-27.

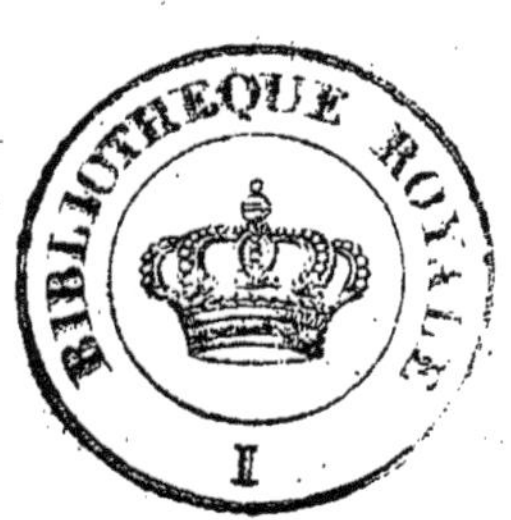